Шриниваса Рао Яргунтла

Растворяющаяся во рту пленка с индометацином, нагруженная β-CD

Шриниваса Рао Яргунтла

Растворяющаяся во рту пленка с индометацином, нагруженная β-CD

Формула и характеристика

Imprint

Any brand names and product names mentioned in this book are subject to trademark, brand or patent protection and are trademarks or registered trademarks of their respective holders. The use of brand names, product names, common names, trade names, product descriptions etc. even without a particular marking in this work is in no way to be construed to mean that such names may be regarded as unrestricted in respect of trademark and brand protection legislation and could thus be used by anyone.

Cover image: www.ingimage.com

This book is a translation from the original published under ISBN 978-620-6-79192-8.

Publisher:
Sciencia Scripts
is a trademark of
Dodo Books Indian Ocean Ltd. and OmniScriptum S.R.L publishing group

120 High Road, East Finchley, London, N2 9ED, United Kingdom
Str. Armeneasca 28/1, office 1, Chisinau MD-2012, Republic of Moldova, Europe
Printed at: see last page
ISBN: 978-620-7-23695-4

Copyright © Шриниваса Рао Яргунтла
Copyright © 2024 Dodo Books Indian Ocean Ltd. and OmniScriptum S.R.L publishing group

Содержание
ГЛАВА 1..2
ГЛАВА 2..4
ГЛАВА 3..18
ГЛАВА 4..32
ГЛАВА 5..38
ГЛАВА 6..57
БИБЛОГРАФИЯ..59

ГЛАВА 1

ЦЕЛЬ И ЗАДАЧА
ЦЕЛЬ И ЗАДАЧИ ИССЛЕДОВАНИЯ

В последнее время все больший интерес вызывают быстрорастворимые пленки как альтернатива быстрорастворимым таблеткам. Пленки предназначены для растворения при контакте с влажной поверхностью, например языком, в течение нескольких секунд, что означает, что потребитель может принять препарат без дополнительной жидкости. Такое удобство обеспечивает как маркетинговые преимущества, так и повышенную комплаентность пациентов. Поскольку препарат непосредственно всасывается в системную циркуляцию, можно избежать его деградации в желудочно-кишечном тракте и эффекта первого прохождения. Эти моменты делают препарат наиболее популярным и приемлемым среди педиатрических и гериатрических пациентов, а также пациентов с боязнью подавиться. На рынках США продаются безрецептурные пленки для обезболивания и укачивания. Многие компании используют технологию трансдермальной доставки лекарств для разработки тонкопленочных форматов. В настоящем обзоре представлены последние достижения в области разработки быстрорастворимых буккальных пленок и параметры их оценки.

Индометацин;2-[1-(4-хлорбензоил)-5-метокси-2-метил-1H-индол-3-ил]уксусная кислота
кислота, является НПВС, обладающим анальгетическими и жаропонижающими свойствами, оказывает фармакологическое действие путем ингибирования синтеза простагландинов, участвующих в боли, лихорадке и воспалении. Индометацин ингибирует каталитическую активность ферментов ЦОГ - ферментов, ответственных за катализацию лимитирующего этапа синтеза простагландинов по пути арахидоновой кислоты. Известно, что индометацин ингибирует две хорошо изученные изоформы ЦОГ, ЦОГ-1 и ЦОГ-2, с большей избирательностью в отношении ЦОГ-1. ЦОГ-1 - конститутивно экспрессируемый фермент, участвующий в защите слизистой оболочки желудка, функции тромбоцитов и почек. Он катализирует превращение арахидоновой кислоты в простагландин (PG) G2 и PGG2 в PGH2. COX-1 участвует в синтезе PGE2, PGD2, PDF2a, PGI2 (также известного как простациклин) и тромбоксана A2 (TXA2). COX-2 конститутивно экспрессируется и сильно индуцируется воспалительными стимулами. Он обнаружен в центральной нервной системе, почках, матке и других органах. Он также катализирует превращение арахидоновой кислоты в PGG2 и PGG2 в PGH2. Посредством ЦОГ-2 PGH2 впоследствии превращается в PGE2 и PGI2 (также известный как простациклин). ПГЕ2 участвует в развитии воспаления, боли и лихорадки. Снижение уровня ПГЕ2 приводит к уменьшению воспаления. Биодоступность индометацина составляет около 100 % при пероральном приеме и 80-90 % при ректальном. Растворимость в воде составляет 0,937 мг/л (при 25 °C). Для повышения растворимости индометацина используются различные методы повышения растворимости, одним из которых является образование комплексов с циклодекстринами. Циклодекстрины и их производные представляют значительный интерес в фармацевтической области благодаря их способности образовывать комплексы со многими видами лекарственных молекул. Образующиеся комплексы, как правило, приводят к улучшению некоторых характеристик гостевой молекулы
Например: стабильность, растворимость и биодоступность.
Комплекс может быть получен различными способами в жидкой или твердой среде, поэтому для достижения полной характеристики конечного продукта могут потребоваться специальные инструменты. В течение последних нескольких десятилетий мукоадгезивные полимеры привлекали значительное внимание как платформа для буккальной доставки лекарств благодаря их способности локализовать лекарственную форму в определенных областях для повышения доступности препарата. В настоящем исследовании мы попытались создать буккальные пленки с индометацин-циклодекстриновой нагрузкой, используя гидроксил-

пропилметилцеллюлозу (HPMC) и полиэтиленгликоль (PEG) различных марок в различных партиях препаратов. Полученные буккальные пленки оценивались по таким физико-химическим параметрам, как изменение веса, толщина, прочность при складывании, содержание лекарственных веществ, содержание влаги, влагопоглощение и растворение invitro. Пленки обеспечивают постепенное высвобождение препарата и улучшают комплаентность пациентов.

В последние годы значительный интерес вызывает разработка контролируемой доставки лекарств в слизистые оболочки или через них с помощью биоадгезивных полимеров. Мукоадгезивные полимеры были исследованы и идентифицированы как гидрофильные макромолекулы, которые содержат множество групп, образующих водородные связи, и гидратируются и набухают при контакте с водным раствором. Среди различных путей доставки мукоадгезивных лекарственных форм буккальный путь, как представляется, предлагает преимущества хорошей доступности, прочного эпителия, быстрого и легкого удаления лекарственной формы в случае необходимости, хорошей абсорбции препарата, снижения метаболизма первого прохождения и соответствия требованиям пациента. Общеизвестно, что количество новых плохо растворимых активных фармацевтических ингредиентов растет, поэтому важно изучить возможность улучшения их растворимости, чтобы получить конечную фармацевтическую формулу с повышенной биодоступностью. Одной из стратегий повышения растворимости лекарственных средств является включение препарата в циклодекстрины, что дает множество дополнительных **преимуществ, таких как улучшение стабильности состава,** безопасности, органолептических свойств и т.д. Благодаря этим преимуществам, существует множество примеров стоимости и дозировки, и это может быть достигнуто путем выбора соответствующего типа циклодекстрина, регулировки pH среды и добавления различных добавок, таких как водорастворимые полимеры в рецептуру. Выбор подходящего типа циклодекстрина, регулировка pH среды и добавление различных добавок, таких как водорастворимые полимеры, в рецептуру. В течение последних нескольких десятилетий мукоадгезивные полимеры привлекали значительное внимание как платформы для буккальной доставки лекарств благодаря их способности локализовать лекарственную форму в определенных областях для повышения доступности препарата. В настоящем исследовании мы попытались сформулировать индометацин-циклодекстрин нагруженные буккальные пленки с использованием гидроксил-пропилметилцеллюлозы и ПЭГ различных марок в различных партиях рецептур. Полученные буккальные пленки оценивались по таким физиохимическим параметрам, как изменение веса, толщина, прочность при складывании, содержание лекарственных веществ, содержание влаги и влагопоглощение. Высвобождение лекарственных веществ in vitro проводилось методом диализа. Такие буккальные пленки могут обеспечить постепенное высвобождение лекарственного вещества и улучшить комплаентность пациентов.

Основные цели настоящего исследования

Выбранный препарат индометацин относится к препаратам II класса BCS, обладающим низкой растворимостью и высокой проницаемостью.

T Улучшение растворимости индометацина путем использования циклодекстринов в различных соотношениях и различными методами.

S Выберите метод и соотношение, в котором лекарство показало максимальную растворимость.

T Для улучшения соблюдения пациентом режима.

F Формирование буккальных пленок с лекарственным циклодекстриновым комплексом и оценка параметров пленки.

C Сравните выбранную буккальную пленку с инновационным продуктом.

ГЛАВА 2

ВВЕДЕНИЕ

ВВЕДЕНИЕ

Пероральный путь является одним из наиболее предпочтительных путей введения лекарств, поскольку он более удобен, экономически эффективен, а простота введения приводит к высокой комплаентности пациентов. Пероральный путь является проблематичным из-за трудностей с глотанием для педиатрических и гериатрических пациентов, которые боятся подавиться. Исследования, ориентированные на удобство и соблюдение требований пациентов, привели к появлению более безопасных и новых систем доставки лекарств. В последнее время быстрорастворимые системы доставки лекарств начали набирать популярность и признание, что стало одним из примеров увеличения потребительского выбора по причине быстрого распада или растворения, самостоятельного приема даже без воды или разжевывания. Быстрорастворимые системы доставки лекарств были впервые изобретены в конце 1970-х годов для преодоления трудностей, связанных с глотанием таблеток и капсул для педиатрических и гериатрических пациентов. В последнее время буккальная доставка лекарств стала важным способом их введения. Были разработаны различные биоадгезивные слизистые лекарственные формы, включающие адгезивные таблетки, гели, мази, пластыри, а в последнее время - полимерные пленки для буккальной доставки, также известные как пленки для растворения во рту. Поверхность буккальной полости состоит из расслоенного сквамозного эпителия, который, по сути, отделен от нижележащих тканей lamina proprіa и подслизистой оболочки волнистой подкожной мембраной. Интересно отметить, что проницаемость слизистой оболочки буккальной полости примерно в 4-4 000 раз больше, чем кожи, но меньше, чем кишечника. Таким образом, буккальная доставка служит отличной платформой для абсорбции молекул, которые плохо проникают через дерму. Основной барьер проницаемости слизистой оболочки преддверия - это межклеточный материал, образованный **так называемыми "гранулами мембранного покрытия", которые находятся в верхнем слое толщиной 200 пм. Срок годности этих лекарственных форм составляет** 2-3 года в зависимости от активного фармацевтического ингредиента, но они чрезвычайно чувствительны к влажности окружающей среды. Идеальная быстрорастворимая система доставки должна обладать следующими свойствами: Высокая стабильность, транспортабельность, простота в обращении и применении, отсутствие специальных требований к упаковочному материалу или обработке, отсутствие необходимости в воде для применения и приятный вкус. Поэтому они очень подходят для педиатрических и гериатрических пациентов, лежачих больных или пациентов, страдающих дисфагией, болезнью Паркинсона, мукозитом или рвотой. Эта новая система доставки лекарств также может быть полезна для удовлетворения текущих потребностей промышленности. Быстрорастворимые пленки (RDF) первоначально были представлены на рынке в качестве освежителей дыхания и средств личной гигиены, таких как полоски для ухода за зубами и мыльные полоски. Однако на фармацевтическом рынке США и Европы эти лекарственные формы стали использоваться для получения терапевтических эффектов. Первые полоски для полости рта (OC) были разработаны крупной фармацевтической компанией Pfizer, которая назвала их Listerine® **pocket packs™ и использовала для освежения полости рта.** Хлорасептик® - первые терапевтические оральные тонкие пленки (OTF), которые содержали 7 бензокаина и использовались для лечения боли в горле. В состав быстрорастворимой буккальной пленки входят такие вещества, как полимеры, образующие полоски, пластификаторы, активный фармацевтический ингредиент, подсластители, стимулятор слюны, ароматизаторы, красители, стабилизирующие и загущающие вещества, усилители проницаемости и супердезинтегранты. Все вспомогательные вещества, используемые в рецептуре быстрорастворимой пленки, должны быть разрешены для использования в

пероральных лекарственных формах в соответствии с нормативными требованиями.
КЛАССИФИКАЦИЯ БЫСТРОРАСТВОРИМЫХ ТЕХНОЛОГИЙ:
Для удобства описания быстрорастворимые технологии можно разделить на три большие группы.
- Лиофилизированные системы.
- Системы на основе сжатых таблеток.
- OTF.

Лиофилизированные системы
Эта система стала самой успешной среди них по стоимости, объему продаж и количеству одобрений продукции в мире. Технология этих систем предполагает получение суспензии или раствора лекарственного средства с другими вспомогательными веществами и, используя форму или блистерную упаковку, формирование таблеток. Затем эти единицы или таблетки замораживаются и лиофилизируются в упаковке или форме. Полученные в результате блоки имеют очень высокую пористость, что обеспечивает быстрое проникновение воды или слюны и очень быстрое расщепление. Возможность обработки дозы для этих систем различается в зависимости от того, являются ли активные ингредиенты растворимыми или нерастворимыми препаратами, причем для первых возможность обработки дозы несколько ниже, чем для некоторых систем на основе таблеток. Эти системы могут включать в себя ряд материалов, маскирующих вкус, и имеют более быстрый распад, чем системы на основе таблеток.

Системы на основе сжатых таблеток
Эта система производится по стандартной таблетированной технологии путем прямого прессования вспомогательных веществ. В зависимости от метода производства, технологии производства таблеток имеют различные уровни твердости и сыпучести. Это приводит к различным показателям распадаемости и потребностям в упаковке, которая может варьироваться от стандартных бутылок или блистеров из полиэтилена высокой плотности (HDPE) до более специализированных упаковок для защиты продукта, например, CIMA Labs, Pack Solv. Скорость распада быстрорастворимых таблеток по сравнению со стандартными таблетками достигается за счет использования в рецептуре водорастворимых вспомогательных веществ, супердезинтегратов или шипучих компонентов, обеспечивающих быстрое проникновение воды в ядро таблетки. Исключением из этого подхода для таблеток является технология Biovail Fuisz. Она использует запатентованную систему Shear form для производства конфет с лекарственной нагрузкой, которые затем используются для таблетирования с другими вспомогательными веществами. Теоретически такие системы могут вмещать относительно высокие дозы лекарственного материала, включая частицы со вкусовым покрытием. Потенциальным недостатком является то, что они распадаются дольше, чем тонкопленочные или лиофилизированные лекарственные формы. Подход, основанный на использовании таблеток свободной компрессии, все чаще используется некоторыми технологическими компаниями, брендовыми компаниями и фармацевтическими компаниями-генериками для собственной разработки расширенной линейки и генерических быстрорастворимых лекарственных форм.

OTF
Оральные пленки, также называемые в литературе оральными пластинами, представляют собой группу плоских пленок, которые вводятся в ротовую полость. Хотя оральные пленочные системы, третий класс, существуют уже несколько лет, в последнее время они стали новой областью интереса в области быстрорастворимой доставки лекарств. Растворимые OTF или OS за последние несколько лет пришли с рынка кондитерских изделий и средств по уходу за полостью рта в виде полосок для дыхания и стали новой и широко распространенной формой доставки витаминов и средств личной гигиены. Компании, имеющие опыт разработки полимерных покрытий, содержащих активные фармацевтические ингредиенты (АФИ) для трансдермальной доставки лекарств, воспользовались возможностью перенести эту технологию

в формат OTF. Сегодня OTF - это проверенная и признанная технология системной доставки API для безрецептурных препаратов, а для рецептурных лекарств она находится на ранних и средних стадиях разработки.

ОСОБЕННОСТИ ПЕРОРАЛЬНОЙ РАССАСЫВАЮЩЕЙСЯ ПЛЕНКИ:
- Пленка должна быть тонкой и изящной.
- Доступны различные размеры и формы.
- Не обструктивный.
- Он должен легко прилипать к полости рта.
- Должен быстро распадаться без воды.
- Быстрое освобождение.

ПРЕИМУЩЕСТВА БЫСТРОРАСТВОРИМОЙ ПЛЕНКИ:
- Удобная дозировка.
- Вода не требуется.
- Отсутствие риска заклинивания.
- Маскировка вкуса.
- Повышенная стабильность.
- Улучшение соблюдения пациентами правил.
- Препарат поступает в системную циркуляцию с пониженным печеночным эффектом первого прохождения.
- Действия в конкретных условиях и на местах.
- Наличие большой площади поверхности, что приводит к быстрому распаду и растворению в полости рта.
- Точность дозировки по сравнению с сиропом

НЕДОСТАТКИ OTF:
- Недостатком ОС является невозможность включения в полоску большой дозы. Доза должна быть в пределах 1-30 мг.
- При использовании полосок пленки остается ряд технических ограничений; толщина при отливке пленки. Стеклянные планшеты Петри не могут быть использованы для литья.
- Другой технической проблемой при использовании этих лекарственных форм является достижение однородности дозы.
- **Для упаковки пленок требуется специальное оборудование, и их сложно упаковывать.**

ИДЕАЛЬНЫЕ ХАРАКТЕРИСТИКИ ПОДХОДЯЩЕГО КАНДИДАТА В ЛЕКАРСТВЕННЫЕ ПРЕПАРАТЫ:
- Препарат должен иметь приятный вкус.
- Вводимый препарат должен иметь низкую дозу - до 40 мг.
- Препарат должен иметь небольшую и умеренную молекулярную массу.
- Препарат должен обладать хорошей стабильностью и растворимостью как в воде, так и в слюне.
- Он должен быть частично соединен с pH полости рта.
- Он должен обладать способностью проникать в слизистую оболочку полости рта.

КЛАССИФИКАЦИЯ OTF:
Существует три подтипа пероральных быстрорастворимых пленок
- Флэш-релиз.
- Мукоадгезивная расплавляемая пластина.
- Мукоадгезивные пластины устойчивого высвобождения.

Стандартный состав быстрорастворимых пленок:

ИнгредиентыКоличество   Примеры

Наркотик	5-30 Вт	Противоаллергический, противорвотный, противоэпилептический, противогрибковый
Водорастворимый полимер	45%w/w	HPMC E3, E5 и E15 и K-3, метилцеллюлоза A-3, A-6 и A-15, пуллулан, карбоксиметилцеллюлоза cekol 30, поливинилпироллидон PVP K-90, пектин, желатин, натрий, альгинат, гдроксипропилцеллюлоза, поливиниловый спирт, мальтодекстрины
Пластификаторы	0-20%w/w	Глицерин, дибутилфталат, полиэтиленгликоль и т.д.,
Поверхностно-активные вещества	q.s.	Лаурилсульфат натрия, бензалкония хлорид, твин и т.д.,
Подслащивающие вещества	3-6%w/w	Сахарин, цикламат и аспартам
Средства, стимулирующие слюноотделение	2-6%w/w	Лимонная кислота, яблочная кислота, молочная кислота и аскорбиновая кислота
Наполнители, красители, ароматизаторы	q.s.	Цвета FD и C, ароматизаторы, одобренные Управлением по контролю качества пищевых продуктов и лекарственных препаратов США.

HPMC: гидроксипропилметилцеллюлоза, US FDA: Управление по санитарному надзору за качеством пищевых продуктов и медикаментов США, q.s.: Квант Сатис

ПОДХОДЫ, ИСПОЛЬЗОВАННЫЕ ПРИ РАЗРАБОТКЕ OTF:

- **Традиционные подходы**
- Метод литья в растворитель
- Горячая экструзия
- Полутвердое литье
- Экструзия твердых дисперсий
- Роллинг.

Метод литья в растворитель

В этом методе водорастворимые полимеры сначала растворяются в воде при 1000 оборотах в минуту и нагреваются до 60°C. Все остальные вспомогательные вещества, такие как красители, ароматизаторы, подсластители и т.д., растворяются отдельно. Затем оба полученных раствора тщательно перемешивают при 1 000 об/мин. Полученный раствор соединяют с API, растворенным в подходящем растворителе. Захваченный воздух удаляется с помощью вакуума. Полученный раствор заливают в виде пленки и дают высохнуть, после чего разрезают на куски нужного размера.

Горячая экструзия

В методе экструзии горячего расплава исходная масса формируется с помощью носителей. Для формирования исходной массы препарат смешивают с носителями, получают твердую массу и высушивают. Затем высушенный гранулированный материал вводят в экструдер. Экструдер разделен на четыре зоны со следующими температурными режимами: 800 (зона 1), 1150 (зона 2), 1000 (зона 3) и 650°C (зона 4). Скорость вращения шнека экструдера должна быть установлена на 15 об/мин, чтобы гранулы обрабатывались в S-образном барабане экструдера в течение примерно 3-4 минут, чтобы масса была хорошо расплавлена. Полученный экструдат (T = 650°C) затем прессуется в цилиндрическом календаре для получения пленки. Экструзия горячего расплава имеет определенные преимущества: меньшее количество рабочих единиц, минимальные потери продукта, возможность масштабирования, безводный процесс, отсутствие органических растворителей, более низкая температура и более короткое время пребывания смеси лекарственных носителей, а также лучшая однородность содержания.

Полутвердое литье

Этот метод наиболее предпочтителен, когда в состав пленки входит нерастворимый в кислоте полимер. Вначале водорастворимые полимеры растворяют в воде. Полученный раствор добавляют к раствору нерастворимого в кислоте полимера, который образуется отдельно. Оба раствора тщательно перемешиваются. После смешивания двух растворов в полученный конечный раствор добавляют соответствующее количество пластификатора, чтобы получилась гелеобразная масса. Наконец, гелеобразная масса разливается на пленки или ленты с помощью терморегулируемых барабанов. Толщина пленки должна составлять около 0,015 **0,05"**. **Соотношение** нерастворимого в **кислоте** полимера и пленкообразующего полимера должно составлять 1:4. Примерами нерастворимых в кислоте полимеров являются фталат ацетата целлюлозы и бутират ацетата целлюлозы.

Экструзия твердых дисперсий

Метод предусматривает включение твердой дисперсии лекарственного средства в расплавленный раствор полимера таким образом, чтобы лекарство можно было загрузить. Лекарство растворяют в подходящем жидком растворителе и полученный раствор добавляют в расплав подходящего полимера, полученный при температуре ниже 70°C, не удаляя жидкий растворитель, чтобы получить твердую дисперсию. В завершение полученные твердые дисперсии формируют в пленки с помощью красителей.

Метод прокатки

При вальцевом методе раствор лекарственного средства и раствор пленкообразующего полимера тщательно перемешиваются, и полученный раствор или суспензия подвергается вальцеванию. Раствор или суспензия должны обладать определенными реологическими свойствами. Пленка высушивается на вальцах и разрезается на части нужных форм и размеров. Индометацин используется для лечения ревматоидного артрита и относится к категории НПВС.

Ревматоидный артрит:

Ревматоидный артрит (РА) - это аутоиммунное заболевание, которое может вызывать боль и повреждение суставов по всему телу. Повреждения суставов, которые вызывает РА, обычно происходят на обеих сторонах тела. Так что если у вас поражен сустав на одной руке или ноге, то, скорее всего, такой же сустав будет поражен и на другой руке или ноге. Это один из способов, с помощью которого врачи отличают РА от других форм **артрита, таких как остеоартрит (ОА). Лечение лучше всего помогает, если РА диагностирован на ранней стадии, поэтому** важно знать его признаки. Читайте дальше, чтобы узнать все, что вы хотите знать о РА, - от типов и симптомов до домашних средств, диеты и других методов лечения.

РА - это длительное или хроническое заболевание, характеризующееся симптомами воспаления и боли в суставах. Эти симптомы и признаки проявляются в периоды, известные как вспышки. Другие периоды известны как периоды ремиссии - это когда симптомы полностью исчезают.

Симптомы РА, которые могут проявляться по всему телу, включают:
- боль в суставах
- опухание суставов
- тугоподвижность суставов
- потеря функции сустава

Существует множество видов лекарств от РА. Некоторые из них помогают уменьшить боль и воспаление при РА. Некоторые помогают уменьшить количество вспышек и ограничить повреждения, которые РА наносит вашим суставам.

Следующие препараты помогают уменьшить боль и воспаление во время вспышек РА:

Нестероидные противовоспалительные препараты (НПВП)

- Кортикостероиды
- Ацетаминофен
- Индометацин

Запатентованные подходы к созданию тонкой пленки для полости рта

XGel

Пленка XGel™ обеспечивает уникальные преимущества продукции для медицинских и фармацевтических препаратов: Она не имеет животного происхождения, одобрена по религиозным соображениям и подходит для вегетарианцев; пленка не содержит генетически модифицированных организмов (ГМО), а непрерывный процесс производства обеспечивает **экономичную и конкурентоспособную производственную платформу**. Пленка XGel™ может быть **вкусовой, цветной,** многослойной и обладать энтеральными свойствами, а также способностью включать **активные фармацевтические ингредиенты**. Пленочные системы XGel™ могут быть изготовлены для инкапсуляции любой пероральной лекарственной формы и могут быть растворимы как в холодной, так и в горячей воде. Пленка XGel™ состоит из ряда различных водорастворимых полимеров, специально оптимизированных для использования по назначению.

SOLULEAVES

Эта технология используется для производства различных пленок для перорального применения, которые могут содержать активные **ингредиенты, красители и ароматизаторы**. Пленки Soluleaves™ могут быть разработаны таким образом, чтобы быстро растворяться при контакте со слюной, быстро высвобождая активные ингредиенты и ароматизаторы. Это качество делает съедобные пленки отличным способом доставки для широкого спектра продуктов, требующих быстрого высвобождения в полости рта. В фармацевтике этот способ применения особенно полезен для педиатров и пожилых пациентов, которым трудно проглотить традиционные таблетки или капсулы. Система доставки может использоваться в терапевтических областях кашля/простуды, желудочно-кишечного тракта и боли, а также для **доставки пищевых продуктов. Пленки Soluleaves™ также могут быть разработаны для прилипания к** слизистым оболочкам и медленного высвобождения активного ингредиента в течение 15 минут.

Вафертаб

Wafertab™ - это система доставки лекарств, которая включает в себя **фармацевтические** активные вещества в виде полоски пленки, которую можно проглотить. Система обеспечивает быстрое растворение и высвобождение активных веществ при **контакте** полоски со **слюной в полости рта**. Пленочная лента Wafertab™ может быть ароматизирована для **дополнительной** маскировки вкуса. Активный ингредиент точно дозируется и встраивается в корпус **предварительно изготовленной пленки XGel™,** что предотвращает излишнее воздействие тепла и влаги и потенциально повышает стабильность продукта. Система Wafertab™ открывает широкие возможности для инновационного дизайна продукции, позволяя соединять несколько пленок с различными активными веществами. Wafertab™ может быть изготовлен в различных формах и размерах и является идеальным методом доставки лекарств, требующих быстрого высвобождения, или для использования пациентами, испытывающими трудности с глотанием.

Пенопласт

Это особый вариант технологии Soluleaves™, **при котором** в процессе производства **в пленку пропускается инертный газ**. В результате получается пленка с ячеистой структурой, которая быстро растворяется, создавая новые **ощущения** во рту. Foamburst™ заинтересовал производителей **продуктов питания и кондитерских изделий** как средство для переноса и высвобождения ароматизаторов.

Micap

В 2004 году компания Micap plc подписала соглашение об опционе на объединение своего опыта в технологии микрокапсулирования с водорастворимыми пленками Bio Progress. Эти разработки будут направлены на создание новых механизмов доставки для мирового рынка препаратов для борьбы с курением (SCP), объем которого составляет 1,4 миллиарда долларов.

АНАТОМИЯ И ПРИРОДА ПОЛОСТИ РТА

Полость рта

Ротовую полость можно разделить на две области: наружный преддверие рта, ограниченное губами и щеками, и собственно ротовую полость, границы которой образуют твердое и мягкое нёбо, дно полости рта и миндалины.

Слизистая оболочка полости рта

Анатомия слизистой оболочки полости рта

Слизистая оболочка полости рта может быть разделена на три типа, которые классифицируются в соответствии с их функциями;

- Жевательная слизистая: включает слизистую оболочку вокруг зубов и на твердом нёбе, на этих участках имеется кера.
- Слизистая оболочка: покрывает губы, щеки, форникс, основание полости рта, нижнюю часть языка, буккальную слизистую и мягкое нёбо, и эти области имеют некератинизированный эпителий.
- Специализированная слизистая оболочка: покрывает дорсовую часть языка с высокой степенью кератинизации. Световая микроскопия выявляет несколько различных паттернов созревания эпителия слизистой оболочки полости рта человека в зависимости от различных областей полости рта. Три отличительных слоя слизистой оболочки полости рта - эпителий, базальная мембрана и соединительные ткани. Ротовая полость выстлана эпителием, под которым располагается поддерживающая базальная мембрана. Базисная мембрана, в свою очередь, поддерживается соединительными тканями (**рис. 1**). Эпителиальные клетки, происходящие из базальных клеток, созревают, изменяют свою форму и увеличиваются в размерах, продвигаясь к поверхности. Толщина буккального эпителия у людей, собак и кроликов составляет примерно **500-800 пм**.[7] Базальная мембрана образует своеобразный слой между соединительными тканями и эпителием. Она обеспечивает необходимую адгезию тканей слизистой оболочки полости рта, обеспечивая многие механические свойства слизистой оболочки полости рта.

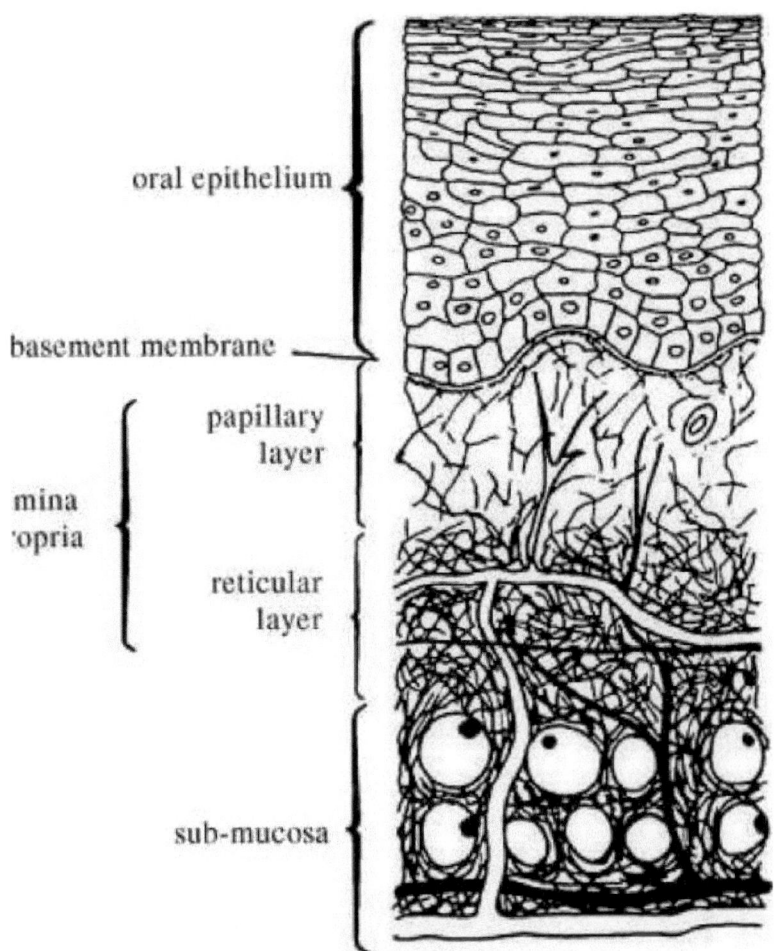

Рисунок 1 - Анатомия слизистой оболочки полости рта

Анатомия слизистой оболочки полости рта

Буккальный эпителий относится к некератинизированным тканям. Он пронизан высокими соединительными тканями конической формы. Эти ткани, которые также называют lamina propria, состоят из коллагеновых волокон, поддерживающего слоя соединительных тканей, кровеносных сосудов и гладких мышц. [16] Богатое артериальное кровоснабжение слизистой оболочки полости рта осуществляется за счет наружной сонной артерии. Буккальная артерия, некоторые терминальные ветви лицевой артерии, задняя альвеолярная артерия и инфраорбитальная артерия являются основными источниками кровоснабжения слизистой оболочки щеки в буккальной полости. Гелеобразный секрет, известный как слизь, содержащий в основном нерастворимые в воде гликопротеины с исключительно высокой молекулярной массой (2-14 x 106 г/моль), покрывает всю ротовую полость. Слизь связана с апикальной поверхностью клеток и служит защитным слоем для расположенных ниже клеток. Она также является вязкоупругим гидрогелем и состоит в основном из 1-5 % вышеупомянутых водорастворимых гликопротеинов, 95-99 % воды и нескольких других компонентов в небольших количествах, таких как белки, ферменты (лизоцим), липиды, полисахариды, электролиты и нуклеиновые кислоты. Этот состав может меняться в зависимости от происхождения секреции слизи в организме. Некоторые из этих не муциновых компонентов, как полагают, ответственны за бактериостатическое действие, наблюдаемое в слизиТщательное понимание гликопротеинового компонента муцина очень важно для понимания свойств слизи (**рис. 2**). Гликопротеин муцина может быть описан как состоящий из основной единицы, состоящей из одноцепочечной полипептидной основы с двумя отдельными областями через о-глиозидную связь. Один или два терминальных пептидных участка, где **гликозилирование** незначительно. **Эти области часто называют "голыми участками белка". Сам муцин хранится** как в подслизистых, так и в бокаловидных клетках. В них отрицательные заряды гликопротеина муцина экранируются ионами кальция, что позволяет компактно упаковывать такие клетки.

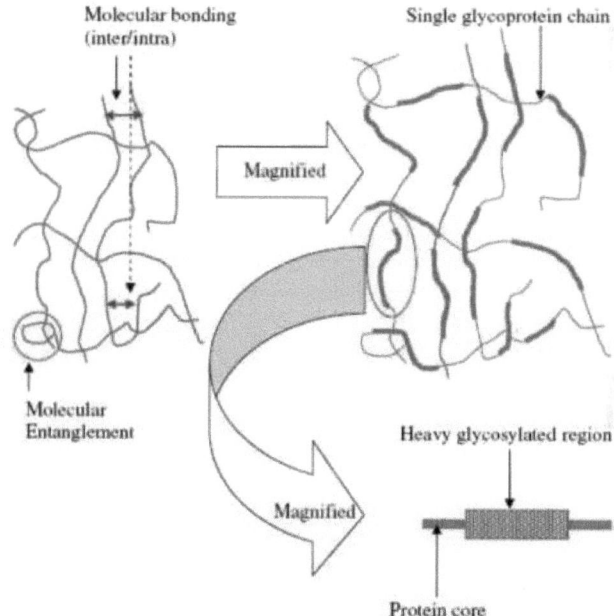

Рисунок 2: Состав и взаимодействие гликопротеиновых цепей в слизи

Как барьер для проницаемости

Проницаемость слизистой оболочки полости рта обусловлена преимущественно межклеточными материалами, полученными из **так называемых "гранул мембранного покрытия" (ГМП).**[9] МКГ представляют собой сферические или овальные органеллы диаметром 100-300 нм, которые встречаются как в кератинизированном, так и в **некератинизированном эпителии.** Эти органеллы также называют "**маленькими сферическими гранулами**", "**корпусулами**", "**маленькими плотными гранулами**", "**маленькими ламелированными телами**", "**ламелированными плотными телами**", "**кератиносомами**", "**транзиторными плотными телами**" и "**цементосомами**".[18] МКГ встречаются у верхней, дистальной или поверхностной границы клеток, а некоторые - у противоположной границы. Для описания функций МКГ было предложено несколько гипотез, в том числе эффект утолщения мембраны, клеточная адгезия, образование поверхностной оболочки клетки, десквамация клетки и барьер проницаемости.[21] Они выбрасывают свое содержимое в межклеточное пространство для обеспечения эпителиальной когезии в поверхностных слоях, и этот выброс образует барьер для проницаемости различных соединений.[22] Последние данные свидетельствуют о том, что основным механизмом переноса лекарств через буккальную слизистую оболочку является пассивная диффузия, хотя опосредованный перенос играет незначительную роль. В буккальном эпителии существует два пути пассивного транспорта: один включает перенос соединений через межклеточные пространства между клетками (парацеллюлярный), а другой - прохождение в клетки и через них (трансцеллюлярный). Еще одним препятствием для проникновения лекарств через буккальный эпителий является ферментативная деградация. Слюна не содержит протеаз, но содержит умеренное количество эстераз, карбогидраз и фосфатаз.[28] Однако в буккальном эпителии было обнаружено несколько протеолитических ферментов.[29] Уолкер и др. сообщили, что эндопептидазы и карбоксипептидазы не присутствуют на поверхности буккальной слизистой свиньи, в то время как аминопептидазы являются основным ферментативным барьером для буккальной доставки пептидных препаратов.[30] Аминопептидазы N и A (пептидазы, связанные с плазматической мембраной) и аминопептидаза B (цитозольный фермент) были обнаружены в буккальной ткани.[31] Для преодоления этого препятствия при доставке пептидов и белков были разработаны мукоадгезивные полимеры в качестве ингибиторов ферментов.

Доставка лекарств через слизистую оболочку полости рта

В целом, слизистая оболочка полости рта классифицируется как несколько негерметичный эпителий с проницаемостью в порядке сублингвальной > буккальной > палатальной, исходя из толщины и степени кератинизации тканей. Различные области ротовой полости значительно отличаются по своему составу и потенциальной полезности для доставки лекарств. Тонкая и высокопроницаемая мембрана подъязычной ткани - идеальная мишень, если требуется быстрое начало действия. Значительная площадь поверхности и высокий уровень кровотока в этой области обеспечивают быстрый доступ к системной циркуляции. Однако если требуется ретенционная система с длительным высвобождением, то подъязычная мембрана не является подходящей тканью-мишенью. Системы с длительным высвобождением, способные обеспечить устойчивую концентрацию препарата в системной циркуляции за счет замедленного высвобождения препарата из состава, являются подходящими лекарственными формами для буккальной области ротовой полости. Более низкая проницаемость этой области по сравнению с подъязычным участком позволяет использовать системы с контролируемым высвобождением. Кроме того, доставка лекарств через этот участок позволяет избежать обширной ферментной деградации и метаболизма первого пути, наблюдаемых при пероральном приеме, что является желаемым результатом для доставки терапевтических белков и пептидов. Однако низкая проницаемость этого участка не всегда является привлекательной характеристикой и, в зависимости от выбора препарата, может стать серьезным ограничением. Использование субтоксичных уровней усилителей проникновения и адресной доставки может потенциально преодолеть эту проблему в буккальной области ротовой полости.

МЕТОДЫ, ПОЗВОЛЯЮЩИЕ ПОВЫСИТЬ СКОРОСТЬ РАСТВОРЕНИЯ

Что касается определения биодоступности, то препарат с плохой биодоступностью - это препарат с плохой водной растворимостью и/или медленной скоростью растворения в биологических жидкостях. Плохая стабильность растворенного препарата при физиологическом pH. Недостаточный коэффициент разделения и, следовательно, плохая проницаемость через биомембрану. Обширный пресистемный метаболизм. Три основных подхода к преодолению проблем с биодоступностью, обусловленных этими причинами, следующие.

1. Фармацевтический подход
2. Фармакокинетический подход

3. Биологический подход

Фармацевтический подход: Предполагает модификацию рецептуры, процесса производства или физико-химических свойств препарата без изменения химической структуры.

Фармакокинетический подход: При этом фармакокинетика препарата изменяется путем модификации его химической структуры.

Биологический подход: При этом можно изменить способ введения препарата, например, перейти с перорального на парентеральный способ.

Таблица: Методы повышения скорости растворения

Метод	Примеры наркотиков
Методы, повышающие растворимость препарата	
1. Буферизация pH окружающей среды	Забуференные таблетки аспирина
2. Использование солей слабых кислот и оснований	Натриевые, калиевые и кальциевые соли P-аминосалициловая кислота
3. Использование сольватов и гидратов	Ампициллина гидрат, растворимые формы сукцинилсульфатиазола
4. Использование выбранных полиморфных форм	Новобиоцин, Хлорамфеникол пальмитат
Комплексообразование	Бензокаин-кофеиновый комплекс
5. Подход "за" наркотики	Пролекарства ампициллина и пирампициллина
6. Использование поверхностно-активных веществ	Гидрокортизон - Твин 80 Толбутамид - Твин 20
Методы, увеличивающие площадь поверхности препарата.	Гризеофульвин, дигоксин, фенацетин
1. Микронизация (Уменьшение размера частиц для увеличения площади поверхности)	
2. Использование поверхностно-активных веществ (для увеличения эффективной площади поверхности на способствуя правильному смачиванию)	Фенацетин
3. Осаждение с помощью растворителя (Осаждение плохо растворимых лекарств на инертные материалы)	Оксифенбутазон, преднизолон, индометацин
4. Твердые дисперсии (дисперсия плохо растворимого препарата в твердой матрице водорастворимого носителя).	Гризеофульвин-PVP, Резерпин - PVP

ПРИМЕНЕНИЕ OTF В СИСТЕМАХ ДОСТАВКИ ЛЕКАРСТВ

• Пероральная мукозальная доставка через сублингвальный, буккальный и мукозальный пути с использованием пероральной тонкой пленки может стать предпочтительным методом доставки для терапии, требующей быстрого всасывания лекарств, включая те, которые используются для лечения боли, аллергии, сна и расстройств центральной нервной системы.

• Местное применение: Использование растворимых пленок может быть целесообразным для доставки активных агентов, таких как анальгетики или антимикробные средства, при лечении ран и в других областях.

• Гастрорентикулярная система доставки: Растворимые пленки рассматриваются в качестве лекарственной формы, для которой растворимые в воде и плохо растворимые молекулы различной молекулярной массы содержатся в пленочном формате. Растворение пленки может быть вызвано pH или секрецией ферментов желудочно-кишечного тракта (ЖКТ) и

потенциально может быть использовано для лечения желудочно-кишечных расстройств.
- Диагностические устройства: Растворимые пленки могут быть загружены чувствительным реагентом для контролируемого высвобождения при контакте с биологической жидкостью или для создания изолирующих барьеров для разделения нескольких реагентов, чтобы обеспечить проведение реакции в диагностическом устройстве с определенным временем.

Клинические и регуляторные аспекты

В Управлении по контролю качества пищевых продуктов и лекарственных средств США (US FDA), если препарат биоэквивалентен существующему пероральному средству, подается сокращенная заявка на новый препарат (ANDA). Этот процесс утверждения дженерика не требует проведения клинических исследований (раздел 505 (j) Закона о продуктах питания, лекарствах и косметических средствах). Примером такого случая может служить сравнительная биоэквивалентность между препаратом в форме перорально дезинтегрируемой таблетки (ODT) и препаратом в форме перорально растворяющейся пленки (ODF). Однако разработанный пленочный препарат для перорального применения может иметь иной фармакокинетический профиль по сравнению с существующим на рынке **препаратом. ODF классифицируется как "новая лекарственная форма", и необходимо пройти процедуру утверждения по разделу 505 (b) (2).** В этом случае необходимо провести новое клиническое исследование. Преимущество нового клинического исследования заключается в том, что оно обеспечит продукту 3 года маркетинговой эксклюзивности. В Европе одобрение разрешения на маркетинг необходимо в соответствии с рекомендациями Европейского агентства по оценке лекарственных средств. Можно использовать любой из двух способов, то есть процедуру децентрализации или процесс взаимного признания. В Японии за утверждение продукции отвечает Министерство здравоохранения, труда и благосостояния. Многие регуляторные органы уделяют особое внимание вкусовым и приятным ощущениям, особенно если продукт предназначен для педиатрической популяции. Испытания на раздражение слизистой оболочки полости рта проводятся как на животных моделях, так и на людях. В случае исследований на животных наиболее подходящей моделью является защечная сумка хомяка, которая является надежной моделью для прогнозирования критериев раздражения перед тестированием на людях. В клинических исследованиях клиническая конечная точка имеет большое значение. Необходимо отметить первичные и вторичные показатели. Цель состоит в том, чтобы продемонстрировать превосходство и преимущество новых разработанных ОС по сравнению с существующими традиционными лекарственными формами. ICH разработала руководство по разработке продуктов. Согласно руководству ICH Q8 по разработке лекарственных средств, компании могут выбрать либо эмпирический, либо более систематический подход к разработке продукта. Этот документ является неотъемлемой частью нормативной документации для США, ЕС и Японии. Протокол клинического исследования должен четко определять цель; различные проблемы должны решаться в рамках отдельных четко определенных исследований. Планируемое исследование должно обладать достаточной разрешающей способностью, чтобы выявить критический неблагоприятный эффект для здоровья (включая обоснование). Расчет размера(ов) исследования зависит от типа исследования (например, воздействие на мягкие ткани и/или на твердые ткани). Должны быть определены все конечные точки. Необходимо включить описание схемы (схем) использования (однократное/многократное применение). Должно быть указано наблюдение в течение соответствующего периода после лечения (например, однократное применение с последующими периодами 1, 3, 6 и 12 месяцев; многократное применение с более длительным наблюдением и т.д.). Необходимо включить конфаундеры и модификаторы эффекта, а также описание источника(ов) информации, критериев отбора и методологии с соответствующими аналитическими деталями. Из-за измененных характеристик растворения лекарственных средств клинический эффект и биодоступность препарата могут сильно отличаться от обычных лекарственных форм. Будучи неинвазивной системой доставки, она в значительной степени обходит эффект первого прохождения, что может изменить клинический профиль. Профили безопасности могут быть улучшены, так как токсичные метаболиты, образующиеся в результате печеночного метаболизма, могут быть снижены в случае, если препарат всасывается в основном из буккальной слизистой. Еще один аспект - более быстрое начало действия, что приводит к быстрому наступлению конечной клинической точки. Поскольку каждая полоска в идеале содержит точное количество препарата, а лекарственная форма не зависит от физиологической изменчивости желудочно-кишечного тракта, межсубъектная вариабельность клинического ответа значительно снижается. С другой стороны, абсорбция лекарств через слизистую оболочку полости рта будет происходить гораздо быстрее, чем у обычных аналогов, которые должны дезинтегрировать, а затем солюбилизировать активное вещество, поэтому существует вероятность явления демпинга дозы. Его клинические последствия необходимо изучить. В связи с такой быстрой реакцией необходимо тщательно контролировать аспекты безопасности лекарственной формы.

ГЛАВА 3
ОБЗОР ЛИТЕРАТУРЫ

Мухаммад Ирфан:Перорально дезинтегрирующие пленки: Современное расширение системы доставки лекарств, За последние несколько десятилетий тенденция к созданию инновационных систем доставки лекарств значительно усилилась в попытках обеспечить эффективность, безопасность и приемлемость для пациентов. Поскольку открытие и разработка новых химических агентов - сложный, дорогостоящий и трудоемкий процесс, последние тенденции смещаются в сторону проектирования и разработки инновационных систем доставки лекарств для

существующих лекарств. Среди них особое место в педиатрии и гериатрии занимают системы доставки лекарств в виде перорально дезинтегрируемых пленок (ODF). Эти быстро распадающиеся пленки имеют преимущество перед быстро распадающимися таблетками, поскольку последние связаны с риском удушья и рассыпания. Эта система доставки лекарств имеет множество преимуществ перед обычными быстро распадающимися таблетками, так как может использоваться для пациентов с дисфазией и шизофренией и приниматься без воды благодаря своей способности распадаться в течение нескольких секунд, высвобождая лекарство во рту. Для создания рецептур ODF используются различные подходы, среди которых часто применяются методы литья в растворитель и распыления. Как правило, для приготовления ODF используются гидрофильные полимеры и другие вспомогательные вещества, которые позволяют пленкам быстро распадаться, высвобождая включенный в них активный фармацевтический ингредиент (API) в течение нескольких секунд. Перорально дезинтегрирующие пленки имеют потенциал для бизнеса и использования на рынке благодаря огромному количеству преимуществ по сравнению с перорально дезинтегрирующими таблетками. В настоящем обзоре мы попытаемся рассмотреть преимущества, состав, подходы к разработке и оценке ODF. Кроме того, рассматриваются перспективы рынка этой инновационной лекарственной формы.

Меган М. Ярдли: **Пероральная доставка ивермектина с помощью быстрорастворимой оральной пленки: Последствия для повторного использования ивермектина в качестве фармакотерапии расстройства, связанного с употреблением алкоголя,** Люди, страдающие расстройством, связанным с употреблением алкоголя (AUD), представляют собой серьезную проблему для здоровья. Доклинические исследования, проведенные в нашей лаборатории, показали, что острое и хроническое внутрибрюшинное (i.p.) введение ивермектина (IVM) снижает потребление и предпочтение алкоголя у мышей. Для проведения клинических исследований по использованию IVM для лечения АУД необходимо разработать пероральный препарат, который можно было бы использовать на животных, а также провести долгосрочные доклинические токсикологические исследования. В настоящей работе изучается использование перспективной альтернативной лекарственной формы IVM - быстрорастворимых пероральных пленок (Cure Pharmaceutical) - для проверки эффективности и безопасности перорального применения IVM в сочетании с воздействием алкоголя. Мы проверили влияние IVM (0,21 мг) с использованием быстрорастворимой пероральной пленки на снижение потребления 10% в/в алкоголя (10E) у самок мышей C57BL/6, используя парадигму выбора двух бутылок в течение 6 недель (5 дней в неделю) с круглосуточным доступом. Анализировались различия в потреблении этанола, предпочтении этанола, потреблении воды, жидкости, потреблении пищи, изменении веса мышей и органов, а также гистологические изменения в почках, печени и мозге. Группа IVM выпила значительно меньше этанола за 30-дневный период по сравнению с группами плацебо (пустая полоска) и отсутствия лечения. Вес органов между группами не различался. Гистологическая оценка не выявила различий в мозге и почках между группами. В печени у животных, получавших тонкие полоски, наблюдалось незначительное увеличение количества микровезикулярных жировых и дегенеративных изменений. Не было отмечено явного некроза гепатоцеллюлярной ткани или периваскулярного воспаления. В целом, эти данные подтверждают возможность использования этого нового метода пероральной доставки лекарств для долгосрочных исследований и должны облегчить проведение доклинических испытаний, необходимых для использования IVM в лечении АУД.

Амрит Паудел:Ородиспергируемые пленки: На пути к доставке лекарств в особые группы населения Ородиспергируемые пленки (ODF) являются перспективным новым методом доставки лекарств, способным обеспечить индивидуальную терапию для различных групп пациентов. Наряду с современными тенденциями и потенциальными терапевтическими областями, в которых может применяться такая технология, обсуждаются некоторые неудовлетворенные потребности с точки зрения качества и производства обычных и новых (печатных) ODF. В целом, данная статья призвана стимулировать дальнейшие исследования, чтобы заполнить существующий пробел в знаниях о требованиях к производству и применению ODF, предназначенных для конкретных групп пациентов, таких как гериатры.

Vipul D.Prajapati:Пероральная тонкопленочная формула золмитриптана на основе пуллулана: Разработка и оптимизация с использованием факторного дизайна. Цель исследования заключалась в разработке рецептуры и определении характеристик пероральной тонкой пленки (ПТФ) золмитриптана на основе пуллулана методом литья в растворитель. На основании предварительных испытаний стекло, ПЭГ 400 и сукралоза были выбраны в качестве поверхности для литья, водосмешиваемого пластификатора и подсластителя для OTF, соответственно. Для изучения влияния количества ПЭГ 400 (x_1) и сукралозы (x_2) в качестве независимых переменных на прочность на разрыв (y_1), эластичность (y_2), % высвобождения препарата in-vitro в фосфатном буфере pH 6,8 в течение 5 минут (Q_{5min}, y_3) и общий вкус ОТФ (y_4) в качестве ответных реакций был использован факторный дизайн 3^2. Оптимизированной была признана ОТФ партии F4 (ПЭГ 400, 200 мг; сукралоза, 12 мг), показавшая время распада in-vitro и in-vivo 20,70 и 21,58 секунды, соответственно; 95.53 % Q_{5min}; удовлетворительная толщина, прочность, % удлинения, легкость в обращении, гладкая консистенция, отличный вкус; равномерное распределение всех ингредиентов в пуллулановой ОТФ (SEM-исследование); стабильная пленка при указанных условиях, что позволяет сделать вывод, что пуллулан, ПЭГ 400 и сукралоза используются в комбинации для получения приятной на вкус, стабильной ОТФ золмитриптана.

Фанг, Лян:Приготовление оральной тонкой пленки, содержащей гидрохлорид меклизина: In vitro и In vivo Evaluation, Оральная тонкая пленка (OTF) - это препарат размером с почтовую марку, обладающий такими преимуществами, как гибкость, вкус и отсутствие воды для перорального приема. Коммерческий продукт (Zentrip®) был разработан для людей, страдающих от укачивания. Для улучшения механической прочности Зентрипа® была разработана и приготовлена ОТФ, содержащая гидрохлорид меклизина (МГ), методом литья в растворитель. Характеристики приготовленных ОТФ оценивали с помощью микрометра, автоматического стриппинг-тестера, ДСК, рентгеновской дифракции. Для исследования взаимодействия между лекарством и полимером использовали АТР-ФТИР. Толщина полученного МН OTF составила 0,116±0,004 мм, прочность на разрыв - 17,37±1,54 Н.мм$^{-2}$, а растворение лекарства за 5 мин - более 80% как в дистиллированной воде, так и в 0,1 ммоль/л HCL. ДСК и рентгеноструктурный анализ показали, что МН находится в полимере в аморфном состоянии. АТР-ФТИР показал, что молекулы МН внедрились в сетевую структуру полимера, что привело к ингибированию рекристаллизации препарата. **Cmax Зентрипа® и MH OTF составляла 1,46±0,44 пг/мл и 1,91±0,51 пг/рнл, а AUC - 10,38±2,93 пг-ч/мл и 13,74±3,23 пг-ч/мл, соответственно.** По сравнению с Zentrip®, МН OTF успешно преодолел недостаток механической прочности, обладал более быстрым профилем растворения и показал биоэквивалентность по фармакокинетике, заслуживая дальнейшей разработки.

J. Рави Кумар Редди: рецептура и оценка мукоадгезивных буккальных пленок гидрохлорида амилорида, Была разработана мукоадгезивная система доставки лекарств для системной доставки амилорида, калийсберегающего диуретика и антигипертензивного средства, через буккальный путь. Для изготовления пленок использовались такие мукоадгезивные полимеры, как гидроксилпропилметилцеллюлоза К-100, хитозан, карбопол, поливиниловый спирт и поливинилпирролидон. Пленки оценивали по весу, толщине, процентному содержанию поглощенной и потерянной влаги, pH поверхности, выносливости при складывании, однородности содержания лекарственного вещества, времени пребывания In vitro, высвобождению In vitro и проницаемости ex vivo. На основании полученных результатов был сделан вывод, что буккальные пленки из гидроксилпропилцеллюлозы и хитозана (А-1), которые показали лучшее контролируемое высвобождение лекарственного средства (95% в/б в конце 11 ч) и удовлетворительные характеристики пленки, могут быть выбраны в качестве лучших среди изученных составов.

Хема Чаудхари: Разработка и оптимизация быстрорастворимых оро-диспергируемых пленок гранисетрона HCl с использованием статистического дизайна Box-Behnken.

Yoshinori Itoh:Разработка быстрорастворимой пероральной пленки, содержащей дексаметазон, в качестве противорвотного препарата: Клиническая польза, Мы разработали быстрорастворимую пероральную пленку, содержащую 4 мг дексаметазона, и изучили клинический эффект пленки как противорвотного средства в рандомизированном контролируемом перекрестном исследовании у больных раком молочной железы, получавших комбинированную химиотерапию с антрациклином и циклофосфамидом, высокоэметогенную химиотерапию. Пленка была приготовлена, как сообщалось ранее, с использованием микрокристаллической целлюлозы, полиэтиленгликоля, гипромеллозы, полисорбата 80 и 5% низкозамещенной гидроксилпропилцеллюлозы в качестве базовых материалов. Однородность пленки подтверждалась относительным стандартным отклонением 2,7% и допустимым значением 5,9% по Японской фармакопее. Пациенты получали 8 мг дексаметазона в виде пероральной пленки или таблеток на 2-4-й дни после химиотерапии в дополнение к стандартным противорвотным препаратам. Показатели полной защиты от рвоты в острой и отсроченной фазах не отличались между группой, получавшей пленку, и группой, получавшей таблетки. Время полного избавления от тошноты и рвоты в течение 0-120 ч также было одинаковым **в обеих группах. Впечатления пациентов о пероральной приемлемости в отношении** вкуса и легкости приема были значительно лучше для пленки, чем для таблетки. Таким образом, представленная быстрорастворимая пероральная пленка, содержащая дексаметазон, представляется потенциально полезной в качестве противорвотного средства у пациентов, получающих высокоэметогенную химиотерапию.

Анил М. Пете: Формулировка, оптимизация и оценка ротовой пленки нифедипина с помощью дизайна экспериментаВ настоящем исследовании была предпринята попытка разработать ротовую растворяющуюся пленку нифедипина для достижения характеристик быстрого распада и растворения с улучшенной биодоступностью при пероральном применении. Препарат и вспомогательные вещества были охарактеризованы в соответствии с IP 2014. Исследования препарата и вспомогательных веществ проводились с помощью FTIR. Пероральные пленки нифедипина были сформулированы с использованием HPMC E5, полимера PVP в качестве пленкообразующего агента.

Витольд Бурняк:Ородиспергируемые пленки и таблетки с микрочастицами преднизолона, Оридиспергируемые таблетки (ОДТ) и оридиспергируемые пленки (ОДП) - это твердые пероральные лекарственные формы, быстро распадающиеся или растворяющиеся при попадании в рот. Одним из основных вопросов, связанных с их приготовлением, является эффективная маскировка вкуса горького лекарственного вещества. Поэтому целью данного исследования было получение и оценка микрочастиц, предназначенных для маскировки горького вкуса преднизолона, и их дальнейшее использование. Приготовление двух ородиспергируемых лекарственных форм. Микрочастицы на основе Eudragit E PO или E 100 в качестве маскирующего вкус агента были приготовлены методом распылительной сушки.

Манджит Б. Пимпарад: Разработка и оценка пероральной быстро дезинтегрируемой противоаллергической пленки с использованием технологии горячей экструзии расплава, Терапевтические белки и пептиды демонстрируют уникальные, не имеющие аналогов фармакологические характеристики, такие как высокая специфичность к рецепторам и превосходное биологическое подражание физиологическим механизмам, что приводит к лучшему терапевтическому индексу по сравнению с обычными химическими препаратами. Однако протеины также имеют присущие им ограничения по биодоступности. Таким образом, в данной статье предлагается несколько эффективных инструментов для улучшения стабильности, проницаемости и фармакокинетики белковых/пептидных препаратов с особым акцентом на пероральные полимерные пленки в качестве платформ для пероральной доставки. Действительно, пероральные пленки обладают неотъемлемыми характеристиками, которые могут значительно повысить биологическую эффективность белков и пептидов и совместимость с пациентами, наряду с преимуществами, которые критически рассматриваются в данном обзоре. Также уделяется внимание рациональному выбору вспомогательных веществ и процессам производства. Кроме того, раскрываются возможные проблемы токсичности, которые необходимо преодолеть, и критический анализ текущих тенденций на рынке пероральных пленок и белков/пептидов, а также перспективы на будущее.

Алессандра Адровер: Кинетика высвобождения из пероральных тонких пленок: теория и эксперименты, В этой работе предлагается новое миллифлюидическое проточное устройство для исследования **высвобождения лекарств** из пероральных полосок. Устройство имитирует физиологические условия в полости рта благодаря ламинарному тангенциальному потоку растворителя, скорости потока порядка 1 мл/мин и низкому объему удержания (1 см^3). **Эксперименты по высвобождению лекарств проводились** на тонких пленках HPMC K15M, нагруженных метиловым оранжевым с различными начальными нагрузками лекарств. Представлен подробный анализ воспроизводимости данных и влияния скорости потока, толщины пленки и дозы препарата на кривые высвобождения. Представлена и численно решена методом конечных элементов (МКЭ) двумерная модель подвижной границы, описывающая перенос лекарственного вещества в набухающей пленке и в канале потока растворителя. Теоретическая модель подтверждает экспериментальное наблюдение о том, что временные шкалы полного высвобождения лекарств значительно длиннее, чем ожидалось, когда условия динамики жидкости (близкие к условиям in-vivo) правильно реализованы в экспериментальной аппаратуре и должным образом учтены в численном моделировании.

Кьяра Синико: Maltodextrin fast dissolving films for quercetin nanocrystal delivery, A feasibility study, Целью данного исследования было оценить возможность приготовления быстрорастворимых пленок в качестве систем доставки нанокристаллов кверцетина, используя мальтодекстрины в качестве пленкообразующего материала и глицерин в качестве пластификатора, с целью повышения биодоступности кверцетина в полости рта. Наносуспензии кверцетина были приготовлены с помощью гомогенизатора высокого давления, а затем непосредственно использованы для приготовления пленок методом литья. Спектроскопический и калориметрический анализ показал, что уменьшение размера кверцетина до наноразмеров и включение в мальтодекстриновые пленки не влияет на твердое состояние активного ингредиента. Загрузка нанокристаллов кверцетина в пленку обусловила незначительное изменение упругости и пластичности пленки. Так, модуль упругости нагруженных пленок составил около половины от плацебо, а удлинение при разрыве увеличилось в четыре раза. Свободные и загруженные в пленку нанокристаллы кверцетина показали сопоставимую скорость растворения, значительно превышающую скорость растворения объемного кверцетина.

Марина Коланд: Формула и оценка быстрорастворимых пленок левоцитиризина ди гидрохлорида, Левоцетиризина дигидрохлорид - это перорально активный ненаркотический антигистаминный препарат третьего поколения, применяемый для симптоматического облегчения сезонного и многолетнего аллергического ринита. Целью данной работы было приготовление пленок быстрого высвобождения левоцитиризина с целью разработки лекарственной формы с очень быстрым началом действия, которая является полезной для лечения тяжелых состояний аллергии, способствует повышению биодоступности и очень удобна для приема, без проблемы проглатывания и использования воды.

Priyanka S. Aroraet al[33] , исследовали различия в поведении твердых лекарственных форм при растворении между инновационными (эталонными) препаратами и их генерическими аналогами (тестируемыми). Препараты арипипразола были изготовлены с различной концентрацией связующего (ВПК, кукурузный крахмал) и без связующего. Высвобождение препарата арипипразола с гидроксипропилцеллюлозой в качестве связующего вещества составило 82%, а с кукурузным крахмалом - 86%, по сравнению с инновационным препаратом высвобождение препарата было меньше. Без связующего высвобождение препарата было таким же, как у инновационного препарата abilify, то есть 99%. Была разработана таблетка арипипразола немедленного высвобождения (IR) без использования связующего вещества, и профиль растворения был таким же, как у инновационного препарата.

Mona Nagar et al[34] ., сформулировали и оценили матричные пленки для растворения во рту арипипразола, приготовленные методом выпаривания растворителя с использованием гидрокси-пропилметилцеллюлозы (НРМС) - 3 cps. Полученные пленки оценивали по таким физиохимическим параметрам, как время растворения в полости рта, pH поверхности, толщина и вес пленок, PMA, PML, выносливость при сворачивании, вкус, содержание лекарственного вещества, стабильность и биоэквивалентность in vitro. Исследования высвобождения in vitro также проводились в растворах с различным pH. Было установлено, что растворяющаяся во рту пленка биоэквивалентна обычной твердой лекарственной форме арипипразола.

Работа **Ахмеда и др.**[40] . была направлена на изучение влияния природной и химически модифицированной **формы циклодекстринов, а именно:** Р-циклодекстрина (Р-ЦД) и гидроксипропил-Р-циклодекстрина (ГП-Р-ЦД) соответственно на растворимость и скорость растворения арипипразола - антипсихотического препарата, обладающего плохой водной растворимостью. Проведено определение фазовой растворимости арипипразола с исследуемыми CD и значений эффективности комплексообразования (СЕ), отражающих солюбилизирующую способность CD по отношению к препарату. Твердые бинарные системы арипипразола с компакт-дисками были приготовлены методами замешивания, микроволнового облучения и сублимационной сушки при молярных соотношениях 1:1 и 1:2 (лекарство и компакт-диск). Для сравнения также были приготовлены физические смеси лекарственного средства с CD в тех же молярных соотношениях. Растворение бинарных систем арипипразола проводилось с целью выбора наиболее подходящего типа КД, молярного соотношения и способа приготовления. Исследование фазовой растворимости показало образование комплексов более высокого порядка, а значения эффективности комплексообразования были выше для HP-p-CD **по сравнению с** P-CD. Сублимированная система, приготовленная при молярном соотношении 1:2 (лекарство: CD), может рассматриваться как эффективный инструмент для улучшения растворения арипипразола с возможностью повышения его биодоступности.

Прамела Рани и др.[41] . изучали Натеглинид (НТГ), Репаглинид (РПГ) и Глимепирид (ГМП) - противодиабетические препараты. Эти противодиабетические препараты плохо растворимы в воде, что влияет на **биодоступность. В настоящей работе изучено комплексообразование всех трех препаратов с** Р-циклодекстрином (P -CD) и **гидрокси-пропил р - циклодекстрином (HP P** -CD), а затем возможность улучшения растворимости NTG.

TijanaMihajlovicet al[42] , работа с плохо растворимыми активными фармацевтическими ингредиентами растет, поэтому важно изучить возможности улучшения их растворимости, чтобы получить конечную фармацевтическую формулу с повышенной биодоступностью. Одной из стратегий повышения растворимости лекарств является включение АФИ в циклодекстрины. Целью данного исследования было изучение возможности улучшения растворимости арипипразола путем включения его в (2-гидрокси)пропил-п-циклодекстрин (HPBCD) и одновременной манипуляции pH среды и добавления поливинилпирролидона. Распылительная сушка растворов циклодекстрина оказалась подходящей и эффективной методикой для получения высокорастворимых соединений включения **арипипразола и HPpCD.**

Дизайн и оценка in vitro трансдермальных пластырей с галоперидолом, содержащих ПВА-повидон в качестве пленкообразователя **Basavarajhulkoti** et al. исследовали, что матричный тип TDDS галоперидола был

Приготовлены с использованием различных соотношений поливинилового спирта (ПВС): Поливинилпирролидон (ПВП) (3:1, 2:3, 4:1, 1:2, 2:1 и 1:4) методом выпаривания растворителя. Были охарактеризованы физико-химические параметры и проведены исследования растворения полученных пленок. Кроме того, были проведены исследования растворимости при различных pH, коэффициента разделения в системе октанол/вода, потока и коэффициента усиления. Исследования проницаемости in vitro проводились с помощью модифицированных клеток диффузии Франца через кожу трупа человека с использованием 20% ПЭГ 400 в нормальном физиологическом растворе. Исследования проницаемости показали, что 4% фермент гиалуронидаза является хорошим усилителем. Приготовленные пленки были подвергнуты SEM и FTIR спектральному анализу. Для оптимизации рецептуры использовались модели Хигучи и Пеппаса.

Хулкоти Б., Кумар Ю. А., Патил У. А., Динеш Б. М. Дизайн и оценка in vitro трансдермальных пластырей с галоперидолом, содержащих ПВА-повидон в качестве пленкообразователя. BiosciBiotechnol Res Asia 2007;4(2)

Р.П. Диксит: Технология оральных полосок: Обзор и будущий потенциал, местное действие, продукты быстрого высвобождения и для буккоадгезивных систем, которые удерживаются в полости рта в течение длительного времени для контролируемого высвобождения лекарств. OST предлагает альтернативную платформу для молекул, которые подвергаются метаболизму первого прохождения, и для доставки пептидов. Обзорная статья представляет собой обзор OST, включающий материалы, используемые в OST, критические аспекты производства, области применения, коммерческие технологии и будущие перспективы развития этой технологии. В последнее время многие исследовательские группы сосредоточили свои исследования на этой технологии. Среди множества направлений, изучаемых для быстрого высвобождения лекарственных средств, большое внимание привлекает технология пероральных полосок (OST). Преимущества OST заключаются в том, что они могут применяться в педиатрии и гериатрии, где исключаются трудности, связанные с проглатыванием больших пероральных лекарственных форм.

ПРОФИЛЬ ПРЕПАРАТА

ИНДОМЕТАЦИН

> **Категория**: НПВС (нестероидное противовоспалительное средство).
> **Доза**: от 50 до 200 мг перорально.
> **Описание**: Индометацин - нестероидное противовоспалительное средство (НПВС), обладающее противовоспалительной, анальгезирующей и жаропонижающей активностью. Считается, что его фармакологическое действие опосредовано ингибированием фермента циклооксигеназы (ЦОГ) - фермента, ответственного за катализацию лимитирующего этапа синтеза простагландинов по пути арахидоновой кислоты.
> **Идентификация**: Определите методом инфракрасной абсорбционной спектрофотометрии. Сравните спектр с полученным индометацином или с эталонным спектром индометацина.
> **Хранение**: В защищенном от света и влаги месте при температуре не выше 30 градусов.
> **Обычные дозировки**: 25 мг, 50 мг, 75 мг.
> **Температура плавления (°C)**: 158-162.

> **Растворимость в воде**: 0,0024 мг/мл.
> **Показания к применению**:
- Острый подагрический артрит
- Анкилозирующий спондилит
- Бурсит
- Остеоартрит
- Боль, острая
- Патентный артериальный проток (PDA)
- Ревматоидный артрит
- Тендинит

> **Молекулярная структура: (рисунок 3)**

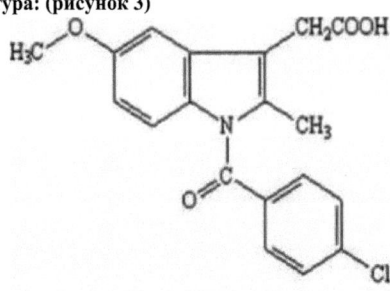

ИНДОМЕТАЦИН

> **Химическая формула** : C19H16QNO4
> **Название ИЮПАК** 2-[1-(4-хлорбензоил)-5-метокси-2-метил-1H-индол-3-ил]уксусная кислота
> **Молекулярная масса**: 357,788
> **Биологический период полураспада**: 4,5 часа
> **Биодоступность**: Биодоступность составляет около 100% при пероральном приеме и 80-90% при ректальном.
> **Связывание с белками**: 97%
> **Метаболизм**: печеночный.
> **Путь устранения** :
  Индометацин выводится через почки, метаболизм и желчевыделение.
> **Дозировка**: 25 мг, 50 мг, 75 мг
> **При передозировке могут наблюдаться следующие симптомы:**

Тошнота, рвота, сильная головная боль, головокружение, спутанность сознания, дезориентация или летаргия.

ПРОФИЛИ ВСПОМОГАТЕЛЬНЫХ ВЕЩЕСТВ
ЦИКЛОДЕКСТРИНЫ

Непатентованные названияBP: Betadex
PhEur: Betadexum
USPNF: Betadex
Синонимы
Циклодекстрин: кавитрон; циклический олигосахарид; циклоамилоза; циклоглюкан; инкапсин; декстрин Шардингера.
Химическое название и регистрационный номер CAS
a-Циклодекстрин [10016-20-3]
П-циклодекстрин [7585-39-9]

у-Циклодекстрин [17465-86-0]
Эмпирическая формула и молекулярная масса
а-Циклодекстрин С36Н60О30 972
П-циклодекстрин С42Н70О35 1135
у-Циклодекстрин С48Н80О40 1297
Структурная формула
Примечание: показана структура п-циклодекстрина (7 единиц глюкозы).
RO, R00 = H для "природных" а- р- и у-циклодекстринов
R0, R00 = CH3 для метиловых циклодекстринов
R0, R00 = CHOHCH3 для 2-гидроксиэтилциклодекстринов
R0, R00 = CH2CHOHCH3 для 2-гидроксипропиловых циклодекстринов

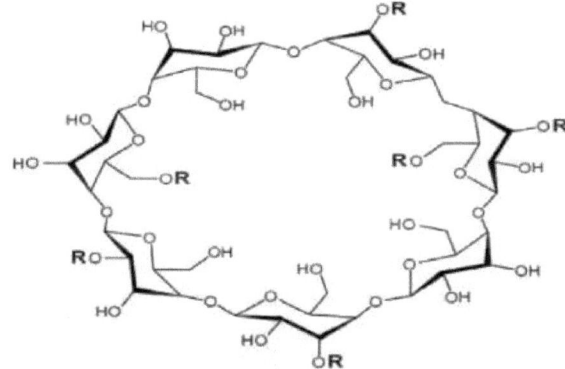

Химическая структура циклодекстринов рисунок 4
Функциональная категория
Солюбилизирующий агент; стабилизирующий агент.
Применение в фармацевтической рецептуре или технологии:
a. Циклодекстрины могут использоваться для образования комплексов включения с различными лекарственными молекулами, что в первую очередь приводит к улучшению растворения и биодоступности за счет повышения растворимости и улучшения химической и физической стабильности.
b. Комплексы включения циклодекстрина также используются для маскировки неприятного вкуса активных веществ и для превращения жидкого вещества в твердое.
c. П-циклодекстрин считается нетоксичным при пероральном приеме и используется в основном в таблетках и капсулах.
Описание: Циклодекстрины - это циклические олигосахариды, содержащие не менее шести D-(P)-глюкопиранозных единиц, соединенных (14) глюкозидными связями. Три природных циклодекстрина, a, b и g, различаются по размеру и растворимости. Они содержат 6, 7 или 8 единиц глюкозы, соответственно.
Циклодекстрины встречаются в виде белых, практически без запаха, мелкокристаллических порошков, обладающих слегка сладковатым вкусом. Некоторые производные циклодекстрина встречаются в виде аморфных порошков.
ГИДРОКСИМЕТИЛПРОПИЛЦЕЛЛЮЛОЗА
Непатентованные названия:BP: гипромеллоза
JP: HPMC
PhEur: Hypromellosum

USPNF: гипромеллоза
Синонимы: Benecel MHPC; E464; гидроксипропилметилцеллюлоза; HPMC; метоцел; метилцеллюлоза пропиленгликолевый эфир; метил гидроксипропилцеллюлоза
Химическое название: гидроксипропилметиловый эфир целлюлозы
Эмпирическая формула: (OCH2CH (OH) CH3)
Молекулярная масса: 10000-1500000.
Структурная формула:

Химическая структура фигуры гидроксиметилпропилцеллюлозы
Функциональная категория: Покрывающий агент, пленкообразователь, полимер, регулирующий скорость высвобождения, стабилизирующий агент; суспендирующий агент, связующее вещество для таблеток, агент, повышающий вязкость.
Применение в фармацевтической рецептуре (или технологии):
> Гипромеллоза широко используется в пероральных, офтальмологических и топических фармацевтических препаратах.
> Гипромеллоза используется в качестве связующего вещества в процессе влажной или сухой грануляции. (концентрация от 2 до 5 % в/б)
> Высокие показатели вязкости могут использоваться для замедления высвобождения лекарств из матрицы на уровне 10-80% масс. в таблетках и капсулах.
> В зависимости от класса вязкости, для пленкообразующих растворов для покрытия таблеток пленкой используются концентрации 2-20% масс. Более низкие классы вязкости используются в водных растворах для нанесения пленок, в то время как высокие классы вязкости используются с органическими растворителями.
> Описание:
Гипромеллоза представляет собой волокнистый гранулированный порошок белого или кремово-белого цвета без запаха и вкуса.
ПОЛИЭТИЛЕНГЛИКОЛЬ
Синонимы: ПЭГ; макрогол; полиоксиэтилен; аквафин; николин; альфа-гидро-омега-гидроксиполи (окси-1,2-этанедиил); поли-этиленоксид; полигликоль; Carbowax; Carbowax Sentry; Lipoxol; Lutrol E; Pluriol E.

Структура:
Структура полиэтиленгликоля рисунок 6
Молекулярная формула: H (OCH2CH2)nOH
Где m - среднее число оксиэтиленовых групп.
Молекулярная масса: PEG 4000: 2600-3800

6000: 7000-9000
8000: 7300-9300

Температура плавления: 45-65 C^0

Растворимость: Все марки полиэтиленгликоля растворимы в воде и смешиваются в любых пропорциях с другими полиэтиленгликолями. Водные растворы более высокомолекулярных сортов могут образовывать гели. Жидкие полиэтиленгликоли растворимы в ацетоне, спиртах, бензоле, глицерине и гликолях. Твердые полиэтиленгликоли растворимы в ацетоне, дихлорметане, этаноле (95%) и метаноле; они слабо растворимы в алифатических углеводородах и эфире, но нерастворимы в жирах, фиксированных маслах и минеральном масле.

Функциональная категория: Мазевая основа; пластификатор; растворитель; суппозиторная основа; смазка для таблеток и капсул.

Применение: Используются для производства эмульгаторов и моющих средств, а также в качестве пластификаторов, увлажнителей и водорастворимых текстильных смазок. В фармацевтической промышленности используется в качестве растворителя, дозирующего агента, основы для мазей и суппозиториев, транспортного средства и вспомогательных веществ для таблеток.

Применение в фармацевтической технологии:

Полиэтиленгликоли (ПЭГ) широко используются в различных фармацевтических препаратах, включая парентеральные, топические, офтальмологические, пероральные и ректальные препараты. Полиэтиленгликоль был экспериментально использован в биоразлагаемых полимерных матрицах, применяемых в системах с контролируемым высвобождением. Полиэтиленгликоли - стабильные, гидрофильные вещества, которые практически не раздражают кожу. Они не очень легко проникают в кожу, хотя полиэтиленгликоли водорастворимы и легко удаляются с кожи при промывании, что делает их полезными в качестве основы для мазей. Твердые сорта обычно используются в мазях местного применения, а консистенция основы регулируется добавлением жидких сортов полиэтиленгликоля. Смеси полиэтиленгликолей могут использоваться в качестве основы для суппозиториев, для которых они имеют много преимуществ перед жирами. Например, температуру плавления суппозитория можно сделать выше, чтобы он мог выдерживать воздействие более теплого климата; высвобождение препарата не зависит от температуры плавления; физическая стабильность при хранении лучше; суппозитории легко смешиваются с ректальными жидкостями.

Водные растворы полиэтиленгликоля могут использоваться как суспендирующие агенты или для регулирования вязкости и консистенции других суспендирующих средств. При использовании в сочетании с другими эмульгаторами полиэтиленгликоли могут выступать в качестве стабилизаторов эмульсий. Жидкие полиэтиленгликоли используются в качестве водосмешиваемых растворителей для содержимого мягких желатиновых капсул. Однако они могут вызывать затвердевание оболочки капсулы за счет преимущественного поглощения влаги из желатина в оболочке. ПЭГ 300 и ПЭГ 400 в концентрациях примерно до 30 % в/в используются в качестве носителя для парентеральных лекарственных форм.

В твердых дозированных препаратах высокомолекулярные полиэтиленгликоли могут повышать эффективность связующих веществ таблеток и придавать пластичность гранулам. Однако при самостоятельном использовании они обладают лишь ограниченным связывающим действием и могут продлить распад, если присутствуют в концентрации более 5 % масс. При использовании термопластичных гранул смесь порошкообразных компонентов с 1^15% масс. ПЭГ 6000 нагревают до **70-750С**. Масса становится пастообразной и образует гранулы при перемешивании во время охлаждения. Этот метод полезен для приготовления лекарственных форм, таких как пастилки, когда требуется длительная дезинтеграция. Полиэтиленгликоли также могут быть использованы для повышения водной растворимости или характеристик растворения плохо растворимых соединений путем получения твердых дисперсий с соответствующим полиэтиленгликолем.

Полиэтиленгликоли используются для получения уретановых гидрогелей, которые применяются в качестве агентов с контролируемым высвобождением. Полиэтиленгликоль также используется в микрочастицах с инсулином для пероральной доставки инсулина; он используется в ингаляционных препаратах для улучшения аэрозолизации; наночастицы полиэтиленгликоля используются для улучшения пероральной биодоступности циклоспорина; он используется в самособирающихся полимерных наночастицах в качестве носителя лекарств; а сополимерные сети из полиэтиленгликоля, привитого к поли(метакриловой кислоте), используются в качестве биоадгезивных составов для контролируемой доставки лекарств.

Стабильность и условия хранения: Полиэтиленгликоли следует хранить в хорошо закрытых контейнерах в сухом прохладном месте. Для хранения жидких сортов предпочтительны контейнеры из нержавеющей стали, алюминия, стекла или стали с футеровкой.

ЛАУРИЛСУЛЬФАТ НАТРИЯ (SLS):

SLS - это смесь алкилсульфатов натрия, состоящая в основном из додецилсульфата натрия.

Категория: фармацевтическая помощь (анионный эмульгатор)

Описание: белый или бледно-желтый порошок или кристаллы

Растворимость: свободно растворим в воде, образуя опалесцирующий раствор; частично растворим в этаноле (95%)

Хранение: хранить в хорошо закрытых контейнерах

Стандарты: SLS содержит не менее 85,0% алкилсульфатов натрия

Идентификация:

A: При взбалтывании раствора 1%w/v образуется обильная пена.

B: Смешайте 0,1 мл в/в раствора с 0,1% в/в раствором метиленового синего и 2 мл 1М серной кислоты, добавьте 2 мл дихлорметана и встряхните; дихлорметан окрасится в интенсивно синий цвет.

C: Смешайте около 10 мг с 10 мл этанола и нагрейте до кипения на водяной бане, часто встряхивая. Сразу же отфильтруйте и выпарите этанол. Остаток растворите в 8 мл воды, добавьте 3 мл 2 М HCl, выпарьте раствор до половины объема и охладите. Отфильтруйте и к фильтрату добавьте 1 мл раствора хлорида бария; образуется белый кристаллический осадок.

Щелочность: Растворите 1 г в 100 мл воды без диоксида углерода и добавьте 0,1 мл раствора фенолового красного. Для изменения цвета раствора требуется не более 0,5 мл 0,1 М HCl.

Неэтерифицированные спирты: не более 4% определяют следующим методом. Растворите 10 г в 100 мл воды, добавьте 100 мл этанола (95%) и доведите раствор до 3 объемов по 50 мл в н-пентане, добавляя хлорид натрия, если необходимо, чтобы способствовать разделению двух слоев. Проследите за объединенными органическими слоями, добавив 3 количества по 50 мл воды. Высушите органический раствор над безводным сульфатом натрия, отфильтруйте и выпаривайте на водяной бане, пока не исчезнет запах пентана. Нагрейте остаток при 105 в течение 15 минут, охладите и взвесьте.

Лаурилсульфат натрия (широко известный как SLS) - широко распространенное и недорогое химическое вещество, содержащееся во многих основных средствах личной гигиены, таких как шампунь, зубные пасты, ополаскиватели для рта, мыло, стиральные порошки и средства для мытья тела, наряду с лауретсульфатом натрия (SLES) и лаурилсульфатом аммония (ALS).

SLS - это моющее средство и поверхностно-активное вещество, которое, по сути, означает, что оно нарушает поверхностное натяжение и разделяет молекулы, чтобы обеспечить лучшее взаимодействие между продуктом и вашими волосами. Это, в свою очередь, создает пену, которая делает такие продукты, как шампунь, зубная паста, более эффективными чистящими средствами. Лаурилсульфат натрия настолько эффективен и дорог, что его можно найти в ряде промышленных чистящих средств, таких как обезжириватель двигателя и моющие средства промышленной силы. Он также широко используется в качестве раздражителя кожи при тестировании средств, используемых для лечения кожных заболеваний.

МЕНТХОЛ

Ментол - это органическое соединение, полученное синтетическим путем или из кукурузной мяты или других мятных масел. Он представляет собой воскообразное кристаллическое вещество прозрачного или белого цвета, которое твердое при комнатной температуре и плавится чуть выше. Основной формой ментола, встречающейся в природе, является (-)-ментол, который имеет конфигурацию (1R, 2S, 5R). Ментол обладает местноанестезирующими и противозудными свойствами, и широко используется для снятия незначительного раздражения горла. Ментол также действует как агонист каппа-опиоидных рецепторов.

САККАРИН:

Натрий сахарина представляет собой натриевую соль 1, 2-бензизотиазолин-3-она 1, 1 диоксида

Категория: Фармацевтическая помощь (подслащивающее вещество)

Описание: Белый кристаллический порошок или бесцветные кристаллы; эффлоресцирует в сухом воздухе.

Растворимость: Свободно растворим в воде, слабо растворим в этаноле (95%); практически нерастворим в эфире.

Стандарты: Сахарин натрия содержит не менее 99% и не более 101% сахарина натрия, рассчитанного по отношению к безводному веществу.

Идентификация:

A. Инфракрасный спектр поглощения совпадает со спектром, полученным из сахарина **натрия**. **Перед использованием высушите вещество при 105° и исследуйте вещества, приготовленные в виде дисков.**

B. Поглощение света в диапазоне 230-360 нм 0,01%-ного раствора в 0,1 MHCL имеет максимумы при 275 нм и 283 нм; поглощение при 275 нм - около 0,55, при 283 нм - около 0,42.

C. К 5 мл 10%-ного раствора добавьте 3,1 мл 2M HCl; образуется белый осадок; осадок после промывки водой **и сушки при 105° С плавится между 226 и 230.**

D. 0,5 мл 10%-ного раствора солей натрия дают реакцию B.

Кислотность или щелочность: К 5 мл раствора А добавьте 5 мл 0,005 М серной кислоты, нагрейте до кипения, охладите и добавьте 0,1 мл раствора фенолфталеина. Для изменения цвета раствора на розовый требуется не менее 4,5 мл и не более 5,5 мл гидроксида натрия.

Прозрачность и цвет раствора: раствор прозрачный, бесцветный.

Тяжелые металлы: Не более 20 ppm, определено методом Соп в 12 мл раствора А.

Сахарин - это искусственный подсластитель, практически не содержащий пищевой энергии, который примерно в 300-400 раз слаще сахарозы или столового сахара, но имеет горький или металлический привкус, особенно при высоких концентрациях. Он используется для подслащивания таких продуктов, как напитки, конфеты, печенье, лекарства и зубная паста.

КРАХМАЛ-ГЛИКОЛЯТ НАТРИЯ (SSG)

SSG - натриевая соль поли-а-глюкопиранозы, в которой некоторые гидроксильные группы находятся в форме карбоксиметилового эфира.

Категория: Фармацевтическая помощь (дезинтегранты для таблеток)

Описание: Очень мелкий, белый, свободно растекающийся порошок, без запаха или почти без запаха.

Растворимость: Практически нерастворим в воде, нерастворим в большинстве органических растворителей.

Хранение: Хранить в плотно закрытой таре в сухом прохладном месте.

Стандарты: SSG содержит не менее 2,8% и не более 4,5% натрия, рассчитанного по отношению к материалам, **промытым этанолом (95%) и высушенным, как описано в разделе "Анализ".**

Идентификация:

A. Инфракрасный спектр поглощения после соответствующего расширения шкалы пропускания согласуется с эталонным спектром SSG или со спектром, полученным из SSG.

B. К 5 мл дисперсии 25 w/v в воде добавьте 0,05 мл 0,005 М йода; появляется темно-синий цвет.

C. Раствор, полученный в тесте на тяжелые металлы, дает реакцию солей натрия.

pH: От 5,5 до 7,5, определить в дисперсии 2,0% w/v в воде без кабондиоксида.

Железо: 50 мл раствора, полученного в тесте на тяжелые металлы, соответствует предельному тесту на железо.

Пределы содержания микроорганизмов: 1,0 г не содержит E. coil и сальмонелл.

Потеря при высушивании: не более 10%, определено на 0,5 г путем высушивания в **печи при 105°C.**

Лимонная кислота:

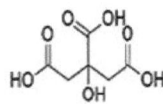

Citric acid

Молекулярная формула: C6H8O7
Молекулярная масса: 192,12 г.моль$^{-1}$
Запах: без запаха
Растворимость: Растворим в воде, этилацетате, эфире, спирте, ДМСО, диэтиловом эфире
Температура плавления: 156°C

Приложения:

Чистящее и хелатирующее средство:

Лимонная кислота - отличный хелатирующий агент, связывающий металлы, делая их растворимыми. Она используется для удаления и предотвращения образования накипи в бойлерах и испарителях.[10] Ее можно использовать для очистки воды, что делает ее полезной для повышения эффективности мыла и стиральных порошков. Хелатируя металлы в жесткой воде, она позволяет этим чистящим средствам создавать пену и работать лучше без необходимости умягчения воды. Лимонная кислота является активным ингредиентом некоторых чистящих средств для ванной комнаты и кухни.

Еда и напитки:

Поскольку это одна из самых сильных пищевых кислот, лимонная кислота используется в основном в качестве ароматизатора и консерванта в продуктах питания и напитках, особенно в безалкогольных напитках и конфетах. Лимонная кислота может добавляться в мороженое в качестве эмульгатора для предотвращения расслоения жиров, в карамель для предотвращения кристаллизации сахарозы или в рецепты вместо свежего лимонного сока. Лимонная кислота используется вместе с бикарбонатом натрия в широком спектре шипучих формул, как для приема внутрь (например, порошки и таблетки), так и для личной гигиены.

Косметика, фармацевтика, диетические добавки и продукты питания

Лимонная кислота - это альфа-гидроксикислота, которая используется в качестве активного ингредиента в химических пилингах.

Лимонная кислота обычно используется в качестве буфера для повышения растворимости коричневого героина. Одноразовые пакетики с лимонной кислотой использовались в качестве стимула для того, чтобы заставить потребителей героина обменять свои грязные иглы на чистые в попытке уменьшить распространение ВИЧ и гепатита.

Лимонная кислота используется в качестве одного из активных ингредиентов при производстве противовирусных тканей.

ГЛАВА 4
РАЗРАБОТКА АНАЛИТИЧЕСКИХ МЕТОДОВ С ПОМОЩЬЮ УФ-СПЕКТРОСКОПИИ:

Перед разработкой продукта очень важно разработать соответствующий аналитический метод с точностью и достоверностью, который будет использоваться в течение всего процесса разработки для **анализа и растворения**. Он подчиняется закону Беера-Ламберта в диапазоне концентраций **2-10 мл. Сканирование проводилось в УФ-спектрофотометре при скорости сканирования 318 нм.**

Приготовление исходного раствора: 100 мг препарата были точно взвешены и перенесены в 100 мл объемную колбу. Один мл этого раствора был растворен в этаноле, затем **разбавлен до 100 мл фосфатным буфером pH 7.2 для получения исходного раствора 10 (пг/мл).**

Растворимость: была проведена оценка растворимости чистого препарата в растворителях, которая показала, что он растворим в ацетоне и этаноле, нерастворим в воде.

Температура плавления: температура плавления индометацина составила 158°C, из чего мы сделали вывод, что образец препарата является чистым.

Таблица 2: **Результаты определения Xmax индометацина**

Длина волны (нм)	Абсорбция
0	0
5	0.097
10	0.22
20	0.388
30	0.614
40	0.741
50	0.894

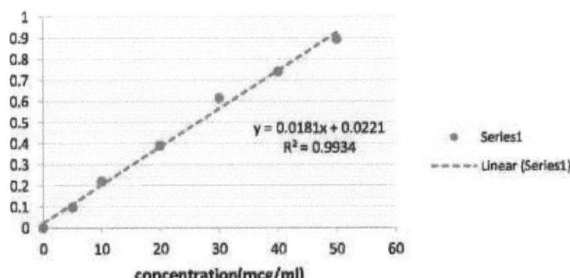

Рисунок 7: калибровочная кривая индометацина в фосфатном буфере pH 7.2

Индометацин показал линейную зависимость в диапазоне 0-60 цд/мл в фосфатном буфере pH 7,2. Уравнение регрессии было найдено как y = 0,0181+ 0,00221 с коэффициентом корреляции (r) 0,9934.

Методы

Метод приготовления различных средств, повышающих растворимость:

Для повышения растворимости индометацина используются методы, улучшающие растворимость. **Используется метод комплексообразования, индометацин смешивается с** P-циклодекстрином.

Комплексообразование бывает двух типов

- > Металлические комплексы
- > Комплекс включений/окклюзионные соединения
- Тип канала
- Тип слоя
- Клатараты
- Мономолекулярный тип Например: циклодекстрины.

Комплексообразование может осуществляться путем физического смешивания, замешивания, соосаждения или выпаривания растворителя.

Физическое смешивание: необходимые количества лекарственного средства и Р-циклодекстрина смешивали в ступке и тритушировали в течение 3 часов, затем смесь пропускали через сито № 44 и хранили в виде порошка. **Метод замешивания**: необходимые количества лекарственного средства и Р-циклодекстрина точно взвешивали в соотношении 1:1, 1:2, 1:3 и 1:4. Однородную пасту циклодекстрина готовили в ступке, добавляя воду: смесь этанола (1:1) в небольших количествах, затем добавляли лекарство при непрерывном перемешивании и тритурировали в течение 3 часов, далее добавляли соответствующее количество воды: смеси этанола (1:1) для поддержания консистенции пасты. Затем пасту высушивали в горячей воздушной печи при температуре 45-50° **С в течение 24 часов. Затем высушенные комплексы измельчали в порошок и пропускали** через сито № 44, после чего хранили.

Необходимое количество 0-циклодекстрина растворяют в смеси вода: этанол, **затем по каплям добавляют раствор лекарственного средства в** раствор 0-циклодекстрина и перемешивают в течение 6 часов. Затем сушили при температуре **45-50°** С до 48 часов, после чего продукт отбирали и хранили.

Метод выпаривания растворителя: препарат растворяли в подходящем растворителе. Затем в раствор по каплям добавляли необходимые **моли** 0-циклодекстрина в горячей дистиллированной воде при непрерывном перемешивании в течение часа, затем образовавшиеся комплексы отфильтровывали и сушили под вакуумом, затем высушенную твердую массу хранили в дезикаторе под вакуумом до постоянного веса. Затем продукт извлекали, измельчали, пропускали через сито № 100 и хранили.

Исследования растворимости:
Исследование растворимости проводили путем добавления избыточного количества твердой дисперсии в 50 мл дистиллированной воды. Колбы перемешивали вихревым методом в течение 3 мин и перемешивали при 100 об/мин в течение 72 ч. Отбирали пробы по 3 мл и фильтровали через нейлоновый мембранный фильтр 0,45pm. Фильтрат разбавляли соответствующим образом и измеряли спектрофотометрически при длине волны 318 нм. Каждое измерение повторяли три раза.

Исследования растворения in vitro комплексов индометацин-CD:
Растворение чистого индометацина и приготовленных бинарных систем проводили в аппарате USP Dissolution apparatus, Paddle type, Apparatus II при температуре $37\pm0,5^0$ С, в 900 мл буферной среды pH 7,2 при 50 об/мин. Образец лекарственного средства в количестве 25 мг, эквивалент комплекса, был нанесен на поверхность среды растворения. Через соответствующие промежутки времени (5, 10, 15, 20, 30, 45 и 60 минут) из среды растворения отбирали аликвоты по 5 мл через фильтр Millipore (размер пор 0,45 м) и заменяли их эквивалентным количеством свежей среды растворения для поддержания состояния поглощения. Образцы анализировали с помощью спектрофотометра при длине волны 318 нм. Каждый эксперимент проводился в трех экземплярах.

Формула для приготовления пленки индометацина: (таблица 3)

ИНГРЕДИЕНТЫ	КОНЦЕНТРАЦИЯ	ПРИМЕР
Наркотик	5-30%	NSAID

Водорастворимый полимер	45%	HPMC, CMC, PVP-60
Пластификатор	0-20%	Глицерин, дибутилфталат, ПЭГ
Поверхностно-активные вещества	QS	SLS, твин, бензалкония хлорид
Подслащивающие вещества	3-6%	S акарин, цикламат, аспартам
Средства, стимулирующие слюноотделение	2-6%	Лимонная кислота, яблочная кислота, молочная кислота

Приготовление индометациновой пленки для растворения во рту:
Серия буккальных пленок, состоящих из различных пропорций и комбинаций HPMC 100M и HPMC 15cps, была смешана с 5 мл воды, SLS был смешан с 5 мл, к этому был добавлен SSG (гликолят крахмала натрия) и тщательно перемешан, к этому был добавлен комплекс лекарств и тщательно перемешан. К этому добавили 50 мг ментола, размешанного в 3 мл воды. Затем добавьте 50 мг сахарина, размешанного в 3 мл воды. Добавьте этот раствор к раствору HPMC и непрерывно перемешивайте в течение нескольких минут, пока все содержимое не станет однородным.
В чашку Петри, площадь которой была известна, нанесли глицерин, чтобы пленка не прилипала к ней. Приготовленный выше раствор наливали в чашку Петри, смазанную глицерином, и следили за тем, чтобы раствор был равномерно распределен. Чашку поместили в духовой шкаф на 24 часа. Через 24 часа чашку Петри с пленкой вынули. Пленка была удалена, разрезана на кусочки размером 2х2 см^2 и оценена.

Состав индометацин-циклодекстриновой пленки для рассасывания во рту: (таблица 4)

ИНГРЕДИЕНТЫ	F1	F2	F3	F4	F5	F6
ИНД/п-КД	1:4	1:4	1:4	1:4	1:4	1:4
HPMC(100M)MG	50	100	150			
HPMC 15CPS				300	400	450
SLS	50	100	200	50	200	200
SSG	200	200	200	200	200	200
МЕНТХОЛ	50	50	50	50	50	50
SACCHARIN	50	50	50	50	50	50
ЦИТРИНОВАЯ КИСЛОТА	15	15	15	15	15	15
ПЭГ 400 (МЛ)	0.5	0.5	0.5	0.5	0.5	0.5

Изменение веса и толщины
Толщина пленки для рассасывания во рту измерялась в шести различных точках пленки с помощью толщиномера. Для каждого состава использовали три случайно отобранные пленки, шесть пленок из каждой партии взвешивали по отдельности и рассчитывали средний вес.

Выносливость при складывании
Выносливость при складывании определялась вручную для подготовленной пленки путем многократного складывания пленки в одном и том же месте до тех пор, пока она не ломалась. Количество раз, которое пленка могла быть сложена в одном и том же месте без разрывов или трещин, давало значение выносливости при складывании.

Содержание препарата
Содержание препарата в пленке для рассасывания во рту определяли путем растворения 2 см пленки^2 в 100 мл фосфатного буферного солевого раствора (pH 7,2) и энергичного встряхивания в течение 24 часов при комнатной температуре. Эти растворы фильтровали через фильтровальную бумагу Whatman (№ 42). После надлежащего разбавления образцы

анализировали на спектрофотометре UV-Vis при длине волны 318 нм против холостого хода.
Содержание влаги и влагопоглощение
Пленки точно взвешивали и хранили в дезикаторе с безводным хлоридом кальция. Через 3 дня пластыри вынимали и взвешивали. Содержание влаги (%) определялось путем расчета потери влаги (%) по формуле:

$$\text{Содержание влаги (\%)} = \frac{initial\,weight - Final\,weight}{initial\,weight} \times 100$$

Пленки точно взвешивали и помещали в дезикатор, содержащий 100 мл насыщенного раствора хлорида алюминия, в котором поддерживалась относительная влажность (RH) 76% и 86%. Через 3 дня пленки вынимали и взвешивали. Процентное поглощение влаги рассчитывали по формуле:

$$\text{Поглощение влаги (\%)} = \frac{Final\,weight - Initial\,weight}{Initial\,weight} \times 100$$

ИССЛЕДОВАНИЕ ВЫСВОБОЖДЕНИЯ IN VITRO:
Приготовленные пленки были подвергнуты исследованию растворения. Исследование высвобождения invitro проводилось с помощью аппарата для растворения USP лопастного типа, вращающегося **при 50 об/мин при 37° С с использованием** фосфатного буфера **pH 7,8**. Подготовленные пленки помещают в корзины, содержащие 900 мл фосфатного буфера, и через регулярные промежутки времени 5,10,15,20,30,40,50,60, 5 мл образцов отбирают из каждого раствора и измеряют абсорбцию уф-спектрофотометрически при 318 нм. Каждый раз после отбора 5 мл раствора его заменяли 5 мл свежего раствора. Показания записывали и проводили расчеты.

Математическое моделирование полученных данных о высвобождении лекарственных средств
Кинетические исследования высвобождения in vitro
Контролируемое высвобождение лекарственных средств может быть достигнуто путем включения растворителей в растворенном или диспергированном виде в полимеры. На этапе проектирования таких рецептур желательно разработать и использовать простейшие сложные математические модели для описания кинетики высвобождения. С математической точки зрения, системы с контролируемым высвобождением можно классифицировать в соответствии с физическими механизмами высвобождения включенного растворителя. Математическое моделирование кинетики высвобождения конкретных классов систем с контролируемым высвобождением может быть использовано для прогнозирования скорости высвобождения растворителя из формы и поведения диффузии растворителя через полимеры, а также для выяснения физико-механических механизмов переноса растворителя путем простого сравнения данных о высвобождении с математическими моделями.
Данные о высвобождении были подогнаны под различные математические модели с помощью программного обеспечения PCP.Disso-V2.08, чтобы узнать, какая математическая модель лучше всего соответствует полученному профилю высвобождения. Для определения механизмов высвобождения были определены такие **параметры, как "n" - временная экспонента, "k" - константа скорости высвобождения и "R" - коэффициент регрессии.**
Механизм высвобождения лекарственного средства из препаратов при растворении в фосфатном буфере pH7.2 определяли с помощью
- Первый заказ
- Нулевой заказ
- Участок Корсемейер Пеппас
- Уравнение Хиксона-Кроуэлла
- Уравнение Хигучи

Данные исследований высвобождения **in vitro** были подогнаны под различные математические модели для определения наиболее подходящей модели. Также были рассчитаны различные параметры: n-временная экспонента, k-константа высвобождения и r-коэффициент корреляции.

1. **Уравнение нулевого порядка**

Это уравнение описывает системы, в которых скорость высвобождения не зависит от концентрации растворенного вещества. Данные по растворению подгоняются под уравнение нулевого порядка:

$Q = Q0 \cdot K0t$

Где,

Q = количество высвобожденного препарата в момент времени t

Q0 = количество первоначально высвобожденного препарата

K0 = константа скорости нулевого порядка

График зависимости концентрации от времени представляет собой прямую с наклоном, равным K0, и перехватом в начале оси. График нулевого порядка получается из графика зависимости кумулятивного процента растворенного препарата от времени.

2. **Уравнение первого порядка**

Уравнение первого порядка описывает высвобождение из систем, в которых скорость растворения зависит от концентрации растворяющегося вещества.

Поведение высвобождения обычно соответствует следующему уравнению высвобождения первого порядка

$\ln M = \ln M_0 - K1t$

Где,

M - количество препарата, не растворившегося в момент времени t,

M0 - количество нерастворенного препарата при t = 0

K1 - соответствующая константа скорости высвобождения

График зависимости концентрации оставшегося препарата от времени представляет собой прямую линию с отрицательным наклоном

3. **Подгонка модели Пеппаса**

Данные, полученные в ходе исследований высвобождения in vitro, были подогнаны под модель Пеппаса. Уравнение Кореса-Мейера-Пеппаса:

$Mt/M^\wedge = 1 - A(\exp)^{-kt}$

$\log(1 - Mt/M_{oo}) = \log A - kt/2.303$

> Mt = Количество лекарств, высвобожденных в момент времени t
> M_y = **общее количество загруженного препарата**
> K = константа диффузии/константа скорости высвобождения
> R = коэффициент регрессии
> n = временная экспонента

Значение n, определенное по уравнению Корсемейера-Пеппаса, если оно меньше 0,45, **указывает на то, что высвобождение препарата из состава происходит по принципу фиктивной диффузии, если значение n находится** в диапазоне 0,5-085, это указывает на нефиктивную диффузию или аномальный механизм (контролируемый релаксацией), а если **значение n больше 0,89, это указывает на суперслучай П-транспорта.**

4. **Участки Хигути**

Была предпринята попытка установить, соответствует ли высвобождение препарата уравнению диффузии, предложенному Хигучи, которое имеет вид **fi = KnVt**

Где, f1 = количество высвобожденного препарата.

KH = константа скорости растворения Хигучи.

л/т = квадратный корень из времени.

Для анализа механизма и скорости высвобождения препарата из состава данные представлены в следующих графических представлениях

1. Профиль диффузии лекарственного средства в процентах представлен в виде графика

зависимости процентного высвобождения лекарственного средства от времени в минутах.

2. Кинетические данные и профиль высвобождения представлены в виде графика зависимости кумулятивного содержания в процентах от времени в минутах.

ПРОДАВАЕМАЯ ФОРМУЛА:

Торговое название: Индокап(25 мг)

Произведено:

фармацевтическая компания "джагсонпал"

ОПРЕДЕЛЕНИЕ КОЭФФИЦИЕНТОВ РАЗЛИЧИЯ И СХОДСТВА

Профиль высвобождения препаратов **in vitro** (тестовый) сравнивали с теоретическим профилем высвобождения (эталонным) продаваемых капсул индометацина, определяя "**фактор различия", fl и "фактор сходства" f2. Фактор различия (fl)** измеряет процентную ошибку между двумя кривыми во всех временных точках и рассчитывался с помощью следующего уравнения 1.

$/1 - E\ T.'\text{-}.'$ Eq.1

$EE = 5C/Eq\ f[i \sim^! \quad - Eq2^{::} \quad Ijjj$ Eq.2

Коэффициент сходства (f2) представляет собой логарифмическое преобразование суммы квадратов ошибок различий между тестом Tj и эталонными продуктами Rj во всех временных точках. Он был рассчитан на основе уравнения 2. Для того чтобы считать профили растворения схожими, значение fl должно быть меньше 15 (т.е. ^-15), а значение f2 - больше 50 (т.е. 50-100). В настоящем исследовании значения fl и f2 были рассчитаны для оптимизированных составов в сравнении с теоретическим профилем высвобождения соответствующих препаратов.

ГЛАВА 5
РЕЗУЛЬТАТЫ И ОБСУЖДЕНИЕ

РЕЗУЛЬТАТЫ И ОБСУЖДЕНИЕ
ИССЛЕДОВАНИЯ РАСТВОРИМОСТИ:

Значения растворимости индометацина и комплексов включения индометацин/ПКД приведены в таблице 1. Каждый из трех методов подготовки мог увеличить растворимость индометацина, но в разной степени. Метод выпаривания растворителя обеспечил самую высокую растворимость **индометацина в ПКД, чем метод физического смешивания и разминания.**

Для каждого **метода приготовления концентрация ПКД, используемая для солюбилизации индометацина, была** критической. Было установлено, что при дальнейшей солюбилизации индометацина, во всех случаях **наблюдалось постепенное увеличение растворимости до 1:4 ПКД, что указывает на** отсутствие необходимости использования усилителя растворимости для солюбилизации препарата.

Для метода физического тритурирования соотношение PCD 1:1 улучшило растворимость индометацина. Дальнейшее увеличение концентрации циклодекстрина с 1:1 до **1:8 не привело к дальнейшему увеличению растворимости. При использовании метода выпаривания растворителя растворимость индометацина в соотношении 1:1 составила 4,11 мг/мл, что** примерно в 3 раза больше, чем при использовании метода физического тритурирования (1,15 мг/мл) при аналогичном соотношении. А в методе замешивания она составила 3,8 мг/мл.

Таким образом, выпаривание растворителя оказалось лучшим методом для выбранного препарата и более подходящим для **повышения** растворимости. P-CD повышает растворимость индометацина.

Таблица 5: Данные по растворимости комплексов индометацина и циклодекстрина в различных соотношениях и способах получения

Код	Индометацин: циклодекстрин	Растворимость
IND	IND:NO p-CD	0.12±0.11
МКБ 1:1(ПТ)	IND:P-CD(1:1)	0.18±0.08
МКБ 1:2(ПТ)	IND:P-CD(1:2)	0.52±0.21
МКБ 1:4(ПТ)	IND:P-CD(1:4)	0.53±0.15
МКБ 1:8(ПТ)	IND:p-CD(1:8)	0.38±0.07
ICD 1:1(KM)	IND:p-CD(1:1)	0.98±0.07
МКБ 1:2(KM)	IND:P-CD(1:2)	1.35±0.82
КОД	INDOME THACIN-p-CD	РАСТВОРИМОСТЬ (мг/мл)
МКБ 1:4(KM)	IND: p-CD(1:4)	1.42±0.03
МКБ 1:8 (KM)	IND: p-CD(1:8)	1.40±0.08
МКБ 1:1 (SE)	IND: P-CD(1:1)	1.11±0.28
МКБ 1:2 (SE)	IND: P-CD(1:2)	1.23±0.03
МКБ 1:4 (SE)	IND: P-CD(1:4)	1.58±0.72
МКБ 1:8 (SE)	IND: p-CD(1:8)	1.31±0.19

Рисунок 8 - Растворимость чистого препарата и комплекса препарат - 0-CD, приготовленного методом физического тритурирования

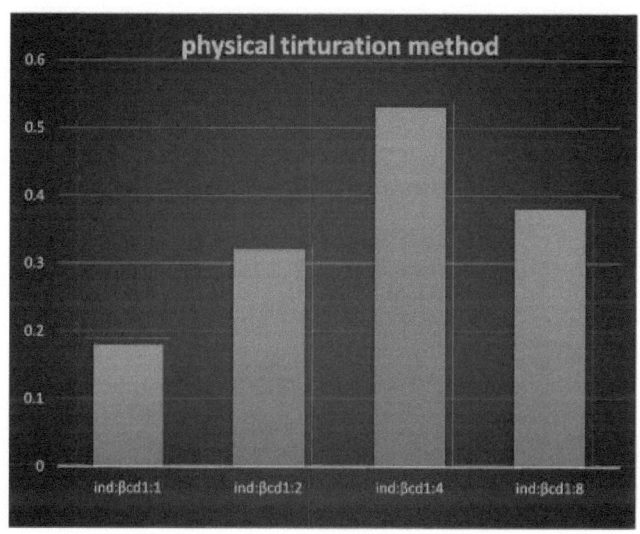

Рисунок 9 - Растворимость чистого препарата и комплекса препарат - p-CD, приготовленного методом замешивания

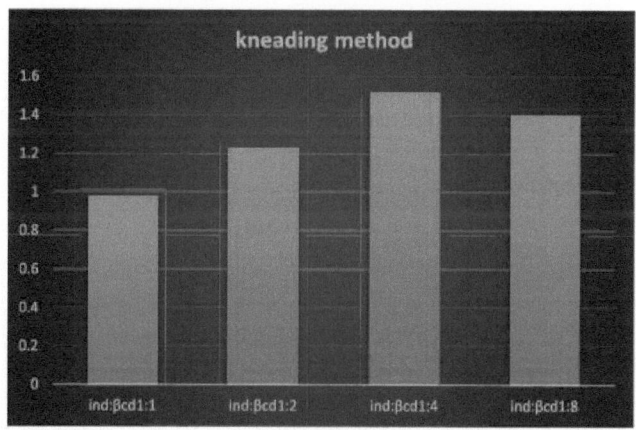

Рисунок 10 - Растворимость чистого препарата и комплекса препарат - p-CD, приготовленного методом испарения растворителя

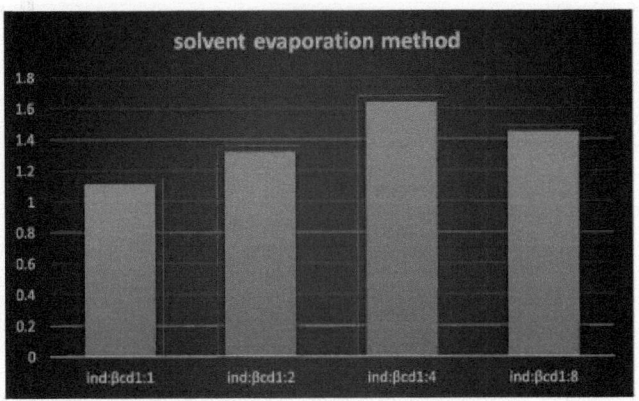

Растворение Invitro:

Средние **профили** растворения комплексов включения **индометацина и** р-циклодекстрина, полученных с использованием трех различных методов приготовления: физического тритурирования, выпаривания растворителя и метода замешивания. Растворение индометацина составляло менее 40%, в то время как растворение комплекса **индометацин/p-cd** составляло более 70% в течение 15 минут. Результаты показали, что образование комплекса включения улучшает растворение индометацина.

Таблица: 6 - данные высвобождения индометацина (чистого препарата) и индометацина - п-КД, приготовленных методом физического тритурирования.

время (мин)	кумулятивный процент высвобождения инд/п-CD препарата (%) комплексным методом физического тритурации				
	инд	ind(l:l)	ind(l:2)	ind(l:4)	ind(l:8)
0	0	0	0	0	0
5	14.97	31.87	32.88	34.87	33.81
10	19.42	42.14	40.09	43.29	41.24
15	23.67	51.72	51.41	52.43	53.24
20	26.54	59.13	58.72	60.08	59.78
30	32.17	68.02	69.73	72.16	70.03

время (мин)	кумулятивное высвобождение лекарственного вещества (%) комплекса инд/п-кд методом замешивания				
	инд	ind(l:l)	ind(l:2)	ind(l:4)	ind(l:8)
0	0	0	0	0	0
5	14.97	33.24	36.89	38.81	37.34
10	19.42	42.92	45.12	46.15	45.21
15	23.67	56.72	58.61	60.72	62.72
20	26.54	63.81	67.72	69.61	65.71

| 30 | 32.17 | 69.72 | 72.16 | 74.12 | 70.69 |

Таб. 7 - данные высвобождения индометацина (чистого препарата) и индометацина - П-ЦД, приготовленных методом замешивания.

Таблица: 8 - данные высвобождения индометацина (чистого препарата) и индометацина - п-КД, приготовленных методом испарения растворителя.

время (мин)	кумулятивное высвобождение препарата (%) из комплекса инд/п~кд методом замешивания				
	инд	ind(1:1)	ind(1:2)	ind(1:4)	ind(1:8)
0	0	0	0	0	0
5	14.97	35.14	29.81	48.29	37.13
10	19.42	44.28	37.19	58.21	48.17
15	23.67	57.28	49.32	64.37	53.42
20	26.54	74.02	66.92	76.36	62.45
30	32.17	83.29	83.02	84.06	79.02

РИСУНОК 11: Профили растворения индометацина из комплекса ind-p-cd, приготовленного методом физического тритурирования.

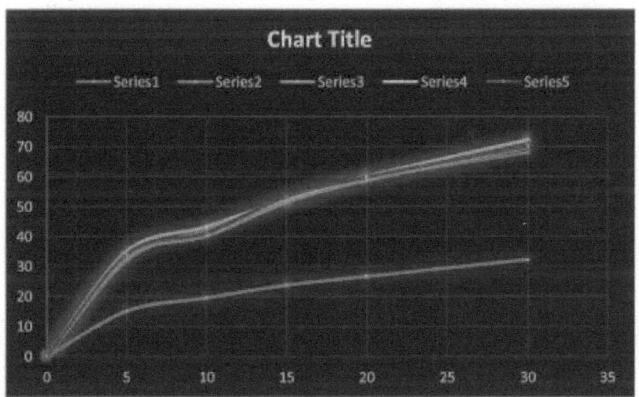

РИСУНОК 12: Профили растворения индометацина из комплекса ind-p-cd, приготовленного методом замешивания.

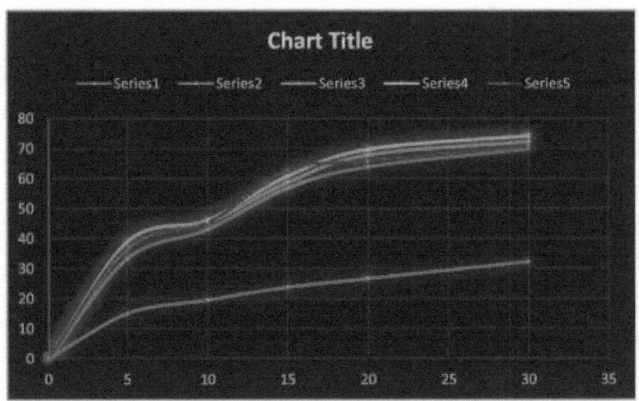

РИСУНОК 13: Профили растворения индометацина из комплекса ind-p-cd, приготовленного методом испарения растворителя.

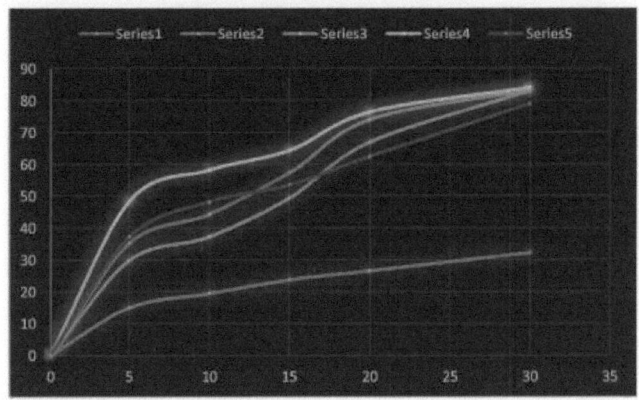

Сравнение различных методов подготовки

Когда сравнивались три метода приготовления, физическое тритурирование, метод замешивания и выпаривание растворителя, физическое тритурирование было самым простым и легким в приготовлении методом простого физического тритурирования, а **OCD** мог увеличить растворимость и растворение индометацина. При использовании метода физического тритурирования растворимость индометацина увеличилась примерно в 24,2 раза по сравнению с PCD.

При замешивании сначала смешивали p-cd и воду, чтобы получить пасту, затем добавляли индометацин, **перемешивали, добавляя воду для поддержания консистенции, затем сушили в печи при 40°C в течение 24 ч. При использовании этого** метода растворимость индометацина увеличилась на 48%.

Метод выпаривания растворителя предполагает использование двух растворителей: органического растворителя, этанола, для растворения индометацина **и воды для растворения ПКД.** При смешивании оба раствора были смешиваемыми. После высушивания была получена мелкодисперсная порошкообразная форма комплекса. Растворимость индометацина в ПКД увеличилась примерно в 60 раз.

Настоящее исследование направлено на повышение растворимости индометацина путем комплексообразования и выбора оптимального соотношения. Среди всех партий лекарство/ПКД **(1:4) увеличило растворимость в высоких** пропорциях методом выпаривания растворителя. После выбора комплекса лекарственных средств, затем включение этого комплекса в растворяющуюся во рту пленку, состоящую из гидрофильных полимерных слоев с использованием полимеров типа НРМС различных марок и различных комбинаций и пропорций.

Таблица9 - Состав пленок для рассасывания во рту с добавлением индометацина и КПК

Ингредиенты	F1	F2	F3	F4	F5	F6
IND/pCD	1:4	1:4	1:4	1:4	1:4	1:4
HPMC 100M (мг)		100	150		200	
HPMC 15 CPS	300			350		400
SLS	150	150	150	150	150	150
ПЭГ400 (мл)	1.5	1.5	1.5	1.5	1.5	1.5
SSG (мг)	150	150	150	150	150	150
SACCHARIN	50	50	50	50	50	50

Оценка пленки (**таблица 9**) показывает, что вес этих пленок для рассасывания во рту варьировался от 2,02±0,03 до 2,12±0,08. Толщина этих пленок варьировалась от 0,21±0,12 до 0,25±0,09 мм, самая тонкая формула F2 и самая толстая формула F6 Выносливость при складывании измерялась вручную. Наибольшая выносливость при складывании наблюдалась в случае F2 (92), а наименьшая - в случае F6 (82). Диапазон исследования выносливости к складыванию обеспечил гибкость этих рецептурных пленок для растворения во рту. Содержание лекарственного средства (%) во всех рецептурах варьировалось в диапазоне от 98,02±0,16 до 99,45±0,24, что свидетельствует о равномерном распределении лекарственного средства по всей полимерной пленке.

Исследование содержания влаги (%) проводилось в течение 3 дней. Процентное содержание влаги (%) варьировалось от 0,76±0,03 до 4,13±0,11. В большинстве случаев содержание влаги увеличивалось с увеличением концентрации полимеров, которые являются более гидрофильными по своей природе. Низкое содержание влаги в рецептуре очень важно для защиты от микробных загрязнений и увеличения объема пленок. Низкое содержание влаги в рецептурах помогает им оставаться стабильными, не превращаясь в полностью высушенную и хрупкую пленку.

Таблица10-физико-химическая оценка индометацина -0CD, нагруженного пленками для рассасывания во рту

Формулы	Вес разновидность* (g)	Толщина* (мм)	Складной выносливость	Наркотик содержание* (%)	Влажность содержание (%)	Влажность поглощение %
F1	2.02±0.03	0.21±0.12	92±0.23	98.02±0.16	3.89±0.33	4.43±6.03
F2	2.09±0.13	0.23±0.63	88±0.73	99.19±0.43	3.64±0.23	3.26±0.08
F3	2.12±0.18	0.25±0.83	87±0.63	99.23±0.23	4.13±0.11	4.12±0.78
F4	2.10±0.53	0.21±0.93	82±0.43	99.45±0.24	2.76±0.03	4.56±0.67
F5	2.09±0.98	0.24±1.22	90±0.09	98.43±0.45	2.16±0.13	3.73±1.23
F6	2.07±1.02	0.25±0.09	92±0.23	98.06±0.03	2.6±0.24	4.16±0.91

Схема высвобождения индометацина из пленок для растворения во рту представлена на рисунке. Все пленки для растворения в полости рта демонстрируют более чем 50-процентное высвобождение препарата в течение 15 минут. Препарат F4 показал максимальное высвобождение препарата по сравнению с другими препаратами. Высвобождение препарата из пленки для растворения во рту варьировалось в зависимости от состава и природы полимера. Увеличение высвобождения препарата наблюдалось при использовании НРМС 15 cps, что указывает на совместимость и пригодность. Среди всех составов максимальное высвобождение препарата in vitro (97,6±0,06) в течение 30 минут.

Таблица- Профили высвобождения индометацина из индометацина - комплекса pCD, нагруженного пленками для растворения во рту

Время (мин.)	Кумулятивный процент высвобождения препарата (%)					
	FTP1	FTP2	FTP3	FTP4	FTP5	FTP6
0	0	0	0	0	0	0
5	17.2	15.5	19.2	19.6	18.6	16.7
10	32.7	38.6	42.9	43.6	41.7	32.7
15	41.7	46.2	55.7	71.6	54.9	42.9
20	58.5	59.5	78.6	79.6	68.5	65.8
25	65.8	69.7	82.7	91.6	75.8	78.9
30	78.9	80.2	90.7	97.6	82.2	84.4

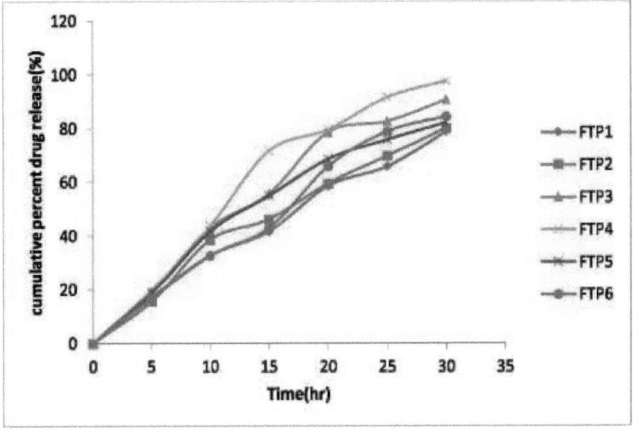

РИСУНОК 14: профили растворения индометацина из индометацин-pCD комплекса, загруженного пленками для растворения во рту

Из приведенного выше рисунка следует, что препарат f4 высвобождает максимальное количество препарата, поэтому мы пришли к выводу, что F4 является подходящим препаратом. Для того чтобы предсказать и соотнести поведение высвобождения индометацина из различных пленок, необходимо вписать его в математическую модель. Данные по высвобождению лекарственных средств in vitro из пленок для растворения в полости рта были оценены кинетически с использованием различных математических моделей, таких как нулевой порядок, первый порядок, Хигучи, Корсмайера-Пеппаса и уравнения модели Хиксона-Кроуэлла.

График нулевого порядка: таблица(12)

время (мин)	% высвобождения препарата
0	0
5	19.6
10	43.6
15	71.6
20	79.6

25	91.6
30	97.6

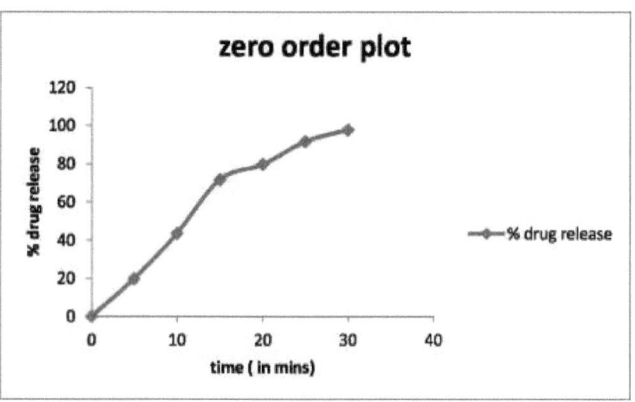

РИСУНОК 15: ГРАФИК НУЛЕВОГО ПОРЯДКА ДЛЯ ИНДОМЕТАЦИНА-B-CD С НАГРУЗКОЙ
ПЛЕНКА ДЛЯ РАССАСЫВАНИЯ ВО РТУ (F4)

График первого порядка: таблица (13)

время (в минутах)	журнал % перетаскивания
0	0
5	1.905256049
10	1.751279104
15	1.45331834
20	1.309630167
25	0.924279286
30	0.380211242

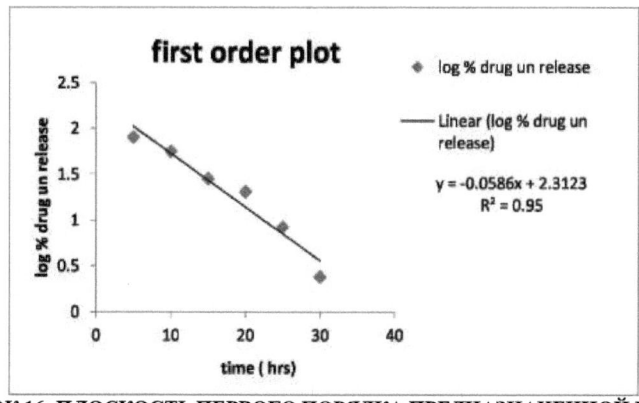

РИСУНОК 16: ПЛОСКОСТЬ ПЕРВОГО ПОРЯДКА ПРЕДНАЗНАЧЕННОЙ ИНД-ПКД

ЗАГРУЖЕННОЙ МДФ(F4)
ГРАФИК ХИГУЧИ (ТАБЛИЦА 14):

время (в минутах)	% высвобождения препарата	Квадратный корень из времени	% высвобождение лекарств
5	19.6	2.236067977	19.6
10	43.6	3.16227766	43.6
15	71.6	3.872983346	71.6
20	79.6	4.472135955	79.6
25	91.6	5	91.6
30	97.6	5.477225575	97.6

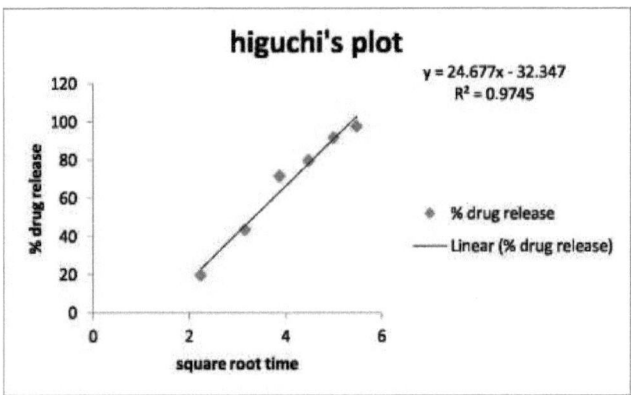

РИСУНОК 16: План Хигучи из подготовленного МДФ (F4)

время (в минутах)	% высвобождение лекарств	время регистрации	log% высвобождение наркотиков
5	19.6	0.698970004	1.292256071
10	43.6	1	1.639486489
15	71.6	1.176091259	1.854913022
20	79.6	1.301029996	1.900913068
25	91.6	1.397940009	1.961895474
30	97.6	1.477121255	1.989449818

Корс Мейер "Участок Пеппы

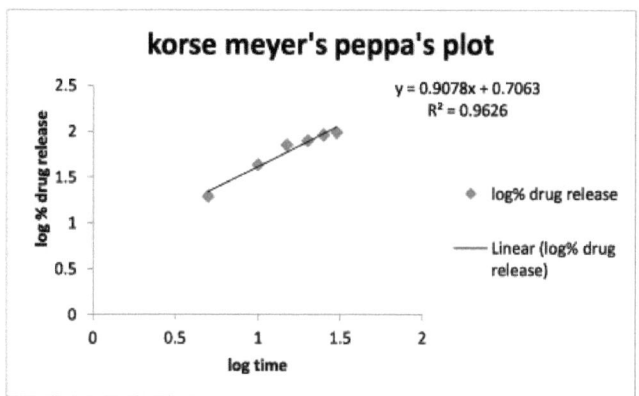

FIGURE 18: ГРАФИК КОРСА-МЕЙЕРА ДЛЯ ПОДГОТОВЛЕННОГО ИНД-0СД, ЭОДИРОВАННОГО МДФ(F4)

время (в минутах)	% наркотик выпуск	кубический корень времени	%drug извыпуск
5	19.6	1.709975947	19.6
10	43.6	2.15443469	43.6
15	71.6	2.466212074	71.6
20	79.6	2.714417617	79.6
25	91.6	2.924017738	91.6
30	97.6	3.107232506	97.6

участок хиксона крауэлла

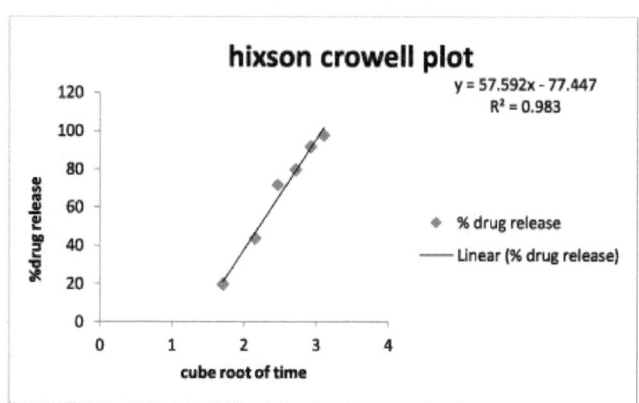

FIGURE 19: ГРАФИК ХИКСОНА-КРОУЭЛЛА ПОДГОТОВЛЕННЫЙ ИНД-0СД ЗАГРУЖЕННЫЙ МДФ(F4)

время	% высвобождение

	лекарств
0	0
5	17.46
10	62.98
20	77.16
30	84.82
40	81.28
50	86.34
60	94.62

график нулевого порядка

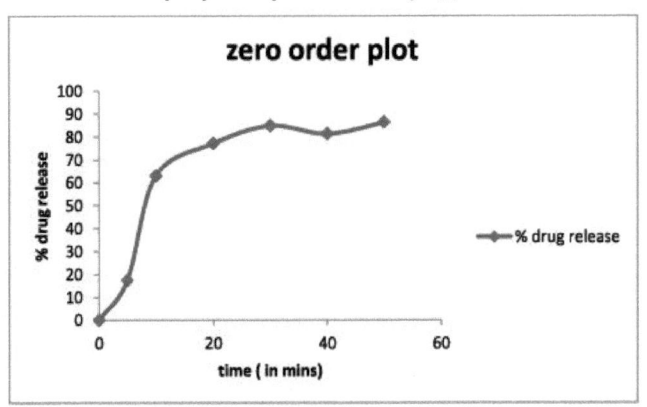

FIGURE 20: ГРАФИК НУЛЕВОГО ПОРЯДКА ТОВАРНОЙ ФОРМУЛЫ ИНДОМЕТАЦИН (ИНДОКАП)

ГРАФИК ПЕРВОГО ПОРЯДКА:(ТАБЛИЦА:18)

время (в минутах)	log % препарата без выпуск
5	1.872389388
10	1.681422156
20	1.459995256
30	1.304921162
40	1.104487111
50	0.937517892
60	0.804820679

график первого порядка

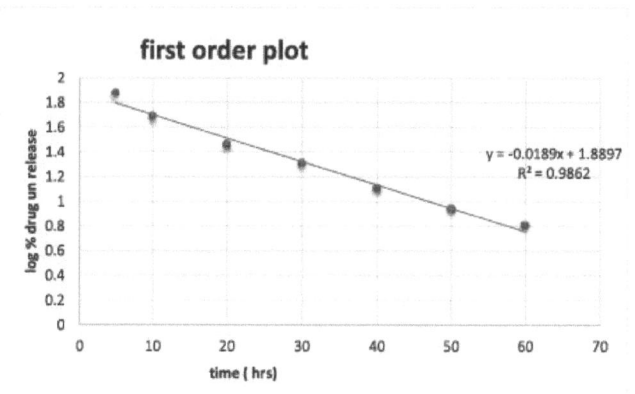

РИСУНОК 21: ГРАФИК ПЕРВОГО ПОРЯДКА ДЛЯ ТОВАРНОЙ ФОРМУЛЫ ИНДОМЕТАЦИН (ИНДОКАП)

квадратный корень времени	%drug выпуск
2.236067977	17.44
3.16227766	62.96
4.472135955	77.16
5.477225575	81.28
6.32455532	84.8
7	86.34
7.745966692	94.62

сюжет Хигучи

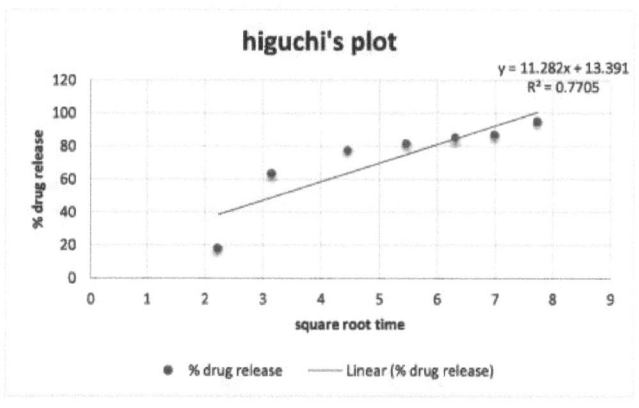

FIGURE 22: ГРАФИК ХИГУЧА РЫНОЧНОЙ ФОРМЫ ИНДОМЕТАЦИНА (ИНДОКАП)
УЧАСТОК КОРС МЕЙЕРС ПЕППА: (ТАБЛИЦА 20)

время	log%

регистрации	высвобождение препарата
0.698970004	1.242044239
1	1.799202656
1.301029996	1.887392219
1.477121255	1.909983695
1.602059991	1.928498268
1.698970004	1.936212044
1.77815125	1.975982944

Корс Мейер "Участок Пеппы

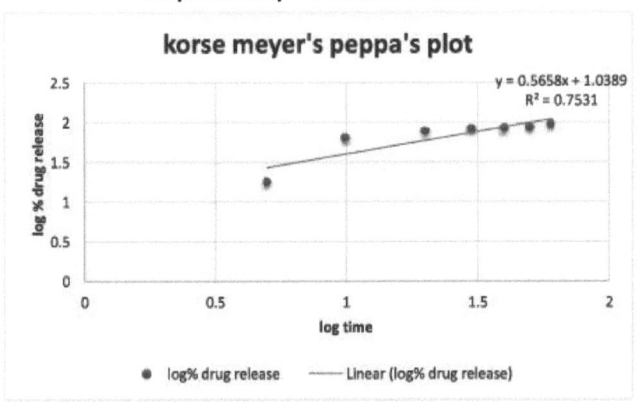

FIGURE 23:   КОРС МЕЙЕРС ПЕППАС УЧАСТОК ТОВАРНОЙ РЕЦЕПТУРЫ ИНДОМЕТАЦИН (ИНДОКАП)

кубический корень из времени	% высвобождения препарата
1.709975947	17.44
2.15443469	62.96
2.714417617	77.16
3.107232506	81.28
3.419951893	84.8
3.684031499	86.34
3.914867641	94.62

участок хиксона крауэлла

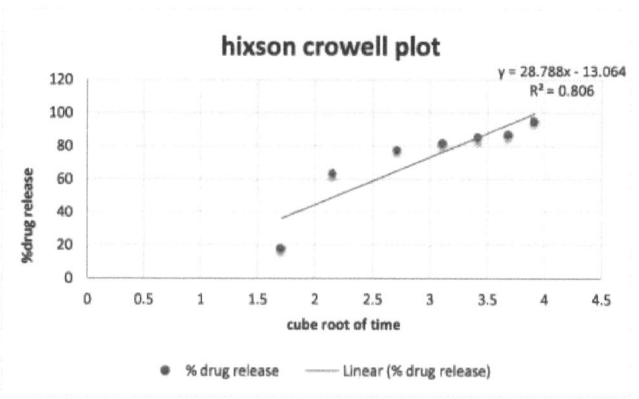

FIGURE 24: ХИКСОН-КРАУЭЛЛОВСКИЙ ГРАФИК ТОВАРНОЙ ФОРМУЛЫ ИНДОМЕТАЦИН (ИНДОКАП)

ТАБЛИЦА 22 - Данные о высвобождении лекарственных средств для некоторых индометацинов-п-кд
ПЛЕНКА ДЛЯ РАССАСЫВАНИЯ ВО РТУ С НАГРУЗКОЙ И КОММЕРЧЕСКАЯ КАПСУЛА

Время (мин)	Продаваемый продукт Индокап	F4
0	0	0
5	17.46	19.6
10	62.98	43.6
20	77.16	79.6
30	84.82	97.6
50	86.34	-
60	94.62	-

FIGURE 25: - Профили высвобождения индометацина -p-CD с загрузкой ПРИГОТОВЛЕННАЯ ПЛЕНКА ДЛЯ РАССАСЫВАНИЯ ВО РТУ (F4) И КОММЕРЧЕСКАЯ КАПСУЛА

Сравнение индокапа и препарата F4

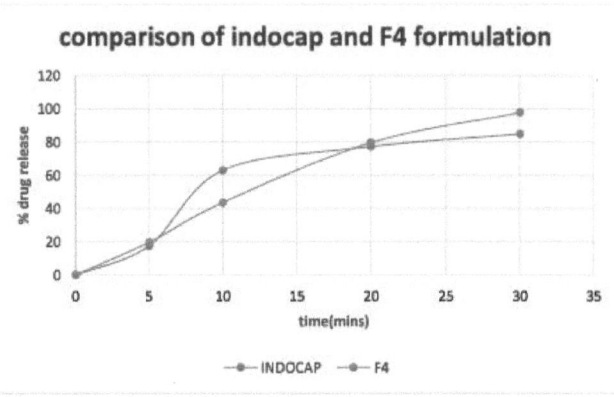

ТАБЛИЦА 23 - ОЦЕНКА f1 и f2 для сравнения профиля высвобождения лекарственного средства из рецептуры F4 и коммерческого продукта (INDOCAP)

Время (мин.)	Процент растворения препарата			
	Индокап (ссылка)	F4	Rj-Tj	$[Rj-Tj]^2$
0	0	0	0	0
5	17.46	19.6	2.14	4.57
10	62.98	43.6	19.38	375.58
15	70.62	71.6	0.98	0.96
30	84.82	97.6	12.78	163.32
N=4		==232.4	E=35.28	X=544.43

Коэффициент разницы (f1)
$$f_1 = \frac{\sum_{j=1}^{n} |R_j - T_j|}{\sum_{j=1}^{n} R_j} \times 100$$

Rj j=1 Rj&Tj = процентное растворение эталона и теста
f1< 15 указывает на сходство
fi = 35,28/232,4 x100=14,3 n

Коэффициент сходства (f2) = $= 50 \times \log \{[1+(1/n)\sum |R_j - T_j|^2]^{0.5} \times 100\}$
f2> 50 показать сходство

$f_2 = 50 \times \log \{[1+(1/4)(544.43)]^{0.5} \times 100\}$

$= 50 \times \log \{[1+(1/4)(23.33)] \times 100\}$

$= 50 \times 2.83$

$= 141.7$

Сравнение высвобождения коммерческой и формулированной индометацин-ПЦД **нагруженной** пленки для растворения **во рту** (F4) с использованием HPMC 15cps (350 мг), SSG

(150 мг) и PEG 400 (0,5 мл), **содержащих лекарство/ПЦД (1:4)**, где эквивалентное количество лекарства составляет **25 мг**. Профили **высвобождения лекарственных средств** F4 (тест) и индокапа (эталон) сравнивали, вычисляя коэффициент различия f1 и коэффициент сходства f2. Значение **f1<15** и **f2>50** указывает на сходство двух профилей высвобождения лекарственных средств. Значения f1 и f2 **составили** 14,3 и 141,7 соответственно. Значение фактора различия (F1) 14,3 (между 0-15); и фактора сходства (F2) 141,7 (> 50) указывает на отличную эквивалентность характеристик между разработанными тестовыми продуктами и эталонным инновационным продуктом.

РИСУНОК 26: FT-IR СПЕКТР ИНДОМЕТАЦИНА

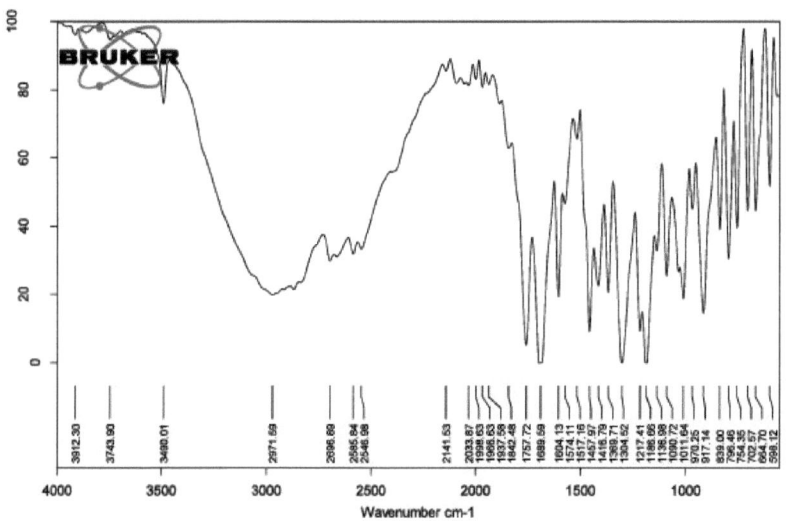

Функциональная группа	Сообщаемые частоты	Наблюдаемая частота Ссм'^
C-N	1600-1700	1610.35
c=o	1600-1900	1610.35
O-H	1200-1500	1220.05
C-H	1300-1500	1369.67

РИС. 27: FT-IR СПЕКТР ИНДОМЕТАЦИНА ВМЕСТЕ С ₽CD

D:\FTIR DATA\2018 MAY\SOUJANYA.15 DRUG+BCD SOLID	5/15/2018

D:\FT1RDATA\2018MAY\SOUJANYA. 15DRUG+BCDSOLID	5/15/2018

Страница 1/1

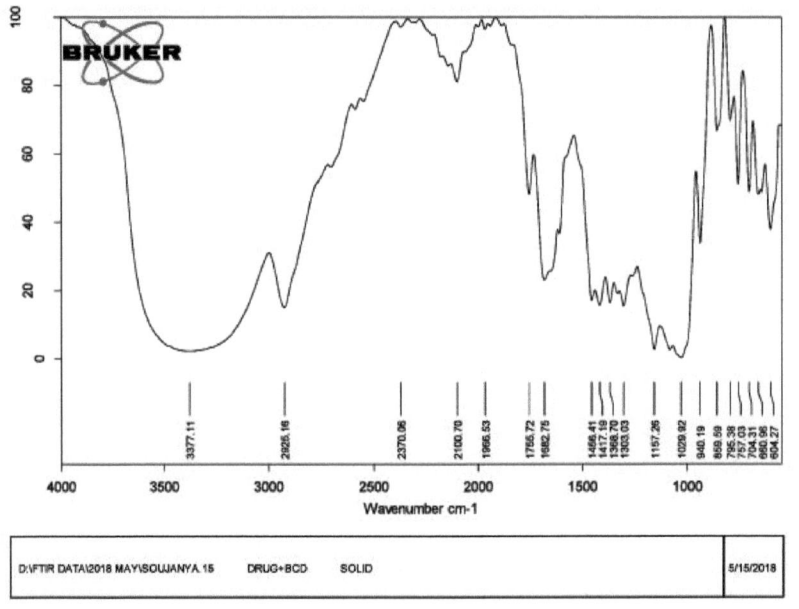

Функциональная группа	Зарегистрированная частота (см⁻¹)	Наблюдаемая частотаСсм'^
O-H	1200-1500	1220.05
c=o	1600-1900	1610.35
O-H	1200-1500	1220.05
C-H	1300-1500	1369.67

РИСУНОК 28: FT-IR СПЕКТР ИНДОМЕТАЦИНА В СОЧЕТАНИИ С HPMC

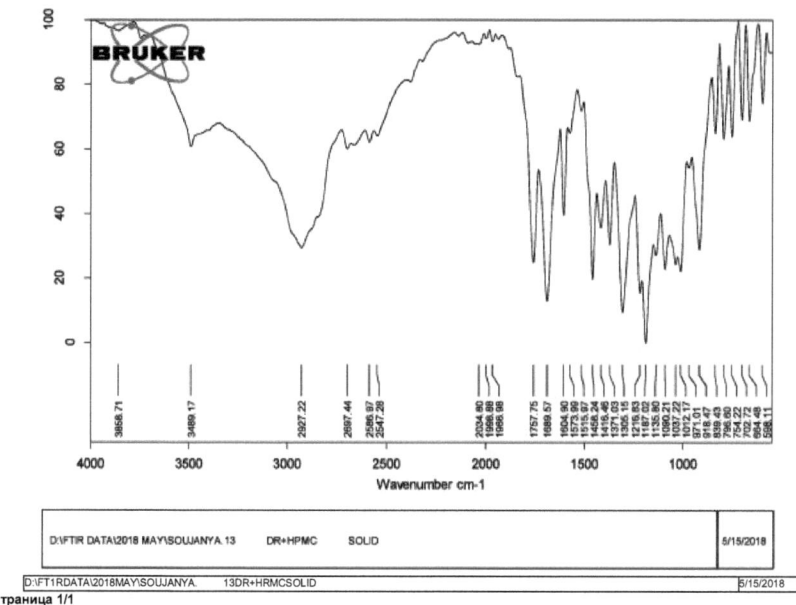

Функциональная группа	ру пий	спортивная частотаСст' *[1]	Наблюдаемая частота см)[4]
C-N	16	00-1700	1610.35
c=o	16	00-1900	1610.35
O-H	12	00-1500	1220.05
C-H	13	00-1500	1369.67
C-O		900-1300	970.25

**РИСУНОК 29: FT-IR СПЕКТР
ПЛЕНКИ ДЛЯ РАСТВОРЕНИЯ ВО РТУ ИНДОМЕТАЦИНА**

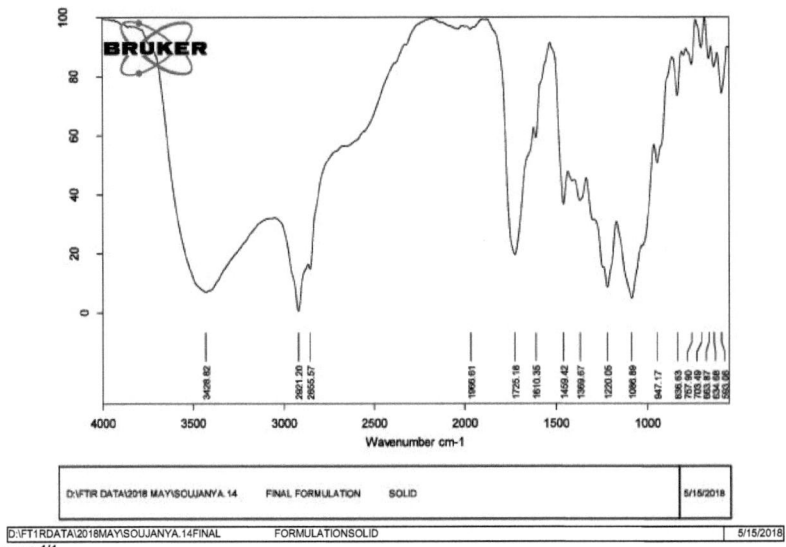

Функциональная группа	Зарегистрированная частота (см$^{-1}$)	Наблюдаемая частота (см$^{4)}$)
C-N	1600-1700	1610.35
c=o	1600-1900	1610.35
O-H	1200-1500	1220.05
C-H	1300-1500	1369.67

При наблюдении всех ИК-Фурье спектров индометацина и индометацина в сочетании с другими **вспомогательными веществами не выявлено существенной разницы, а** характерные пики наблюдаются в окончательной рецептуре и в чистом препарате (индометацине).

ГЛАВА 6

Резюме и заключение

Резюме:
Цель настоящего исследования - разработать, сформулировать и оценить индометацин-0CD **комплексную** пленку для растворения во рту. Основным недостатком для создания индометациновой пленки для растворения во рту является низкая растворимость индометацина из-за его низкой растворимости его трудно сделать как пленку для растворения во рту, чтобы преодолеть эту проблему индометацин **комплексируется с 0** циклодекстринов в различных соотношениях и его тестируется на растворимость и подходящее соотношение 1:4 выбрано это увеличивает растворимость индометацина. Создавая пленку для растворения во рту, мы можем избежать метаболизма индометацина и быстрого начала действия. 80% препарата высвобождается в течение 20 минут. Поэтому целью настоящего исследования является выяснение потенциала дальнейшего **повышения растворимости индометацина с помощью 0циклодекстрина, который известен своей хорошей** водной растворимостью и низкой токсичностью, эта лекарственная форма также улучшает соблюдение пациента.
Основная цель настоящего исследования заключалась в разработке рецептуры и определении характеристик 0-циклодекстриновой пленки для растворения во рту индометацина, чтобы обойти метаболизм первого прохождения Индометацин является нестероидным противовоспалительным средством (НПВС) с противовоспалительной, анальгетической и жаропонижающей активностью. Считается, что его фармакологическое действие опосредовано ингибированием фермента циклооксигеназы (ЦОГ) - фермента, ответственного за катализ лимитирующего этапа синтеза простагландинов по пути арахидоновой кислоты. **Индометацин-0 циклодекстрин нагруженная** пленка для растворения во рту, приготовленная методом выпаривания растворителя с различными гидрофильными полимерами, такими как гидроксил-пропилметилцеллюлоза (HPMC) 15cps, HPMC K100M, SLS (лаурилсульфат натрия), и PEG 400 & PEG 600. Сформированная пленка для растворения во рту была оценена по физиохимическим параметрам, таким как изменение веса, толщина, прочность при складывании, содержание лекарственного средства, содержание влаги и поглощение влаги. Высвобождение препарата *in vitro проводилось с помощью* аппарата для растворения. Все эти пленки для растворения в полости рта показали >70% высвобождения препарата в течение получаса и подчинялись кинетике высвобождения первого порядка. Такая пленка для растворения во рту может обеспечить постепенное высвобождение препарата и улучшить комплаентность пациентов. Оптимизированная пленка для рассасывания во рту имела такой же профиль растворения, как и инновационный препарат. Сравнение высвобождения коммерческой и разработанной индометацин-0CD **нагруженной пленки для растворения во рту (F4) с использованием HPMC 15cps (350 мг), SLS (150 мг) и PEG 400 (0,5 мл). SSG (150 мг) содержит лекарство/0CD** (1:4), где эквивалентное количество лекарства 25 мг было сравнено. Профили высвобождения лекарственных средств F4 (тест) и индокапа (эталон) сравнивались путем вычисления коэффициента различия f1 и коэффициента сходства f2. Значения f1 и f2 **составили** 13 и 97 соответственно, что указывает на отличную эквивалентность характеристик между разработанными тестовыми препаратами и эталонным инновационным препаратом. Согласно данным FTIR-исследования, количество циклодекстринов, использованных в настоящем исследовании, было подходящим и достаточным для полного включения лекарственного средства в молекулярное состояние. **Результаты показывают, что комбинация препарата с PCD и HPMC не изменяет фактическую** стабильность INDOMETHACIN. Это указывает на то, что комбинация может быть безопасной при составлении рецептуры и условиях хранения.

ЗАКЛЮЧЕНИЕ

Из приведенных выше результатов можно сделать вывод, что ПКД показал лучшую растворимость и улучшение **растворения** индометацина при использовании трех методов, т.е. физического тритурирования, замешивания и метода выпаривания растворителя. Метод выпаривания растворителя из раствора циклодекстрина оказался эффективным для получения высокорастворимых соединений включения индометацина **с ПКД. В этих** условиях наблюдалось постепенное высвобождение более 70% растворения в течение 20 **мин. Индометацин-пциклодекстрин, загруженный в рот, был приготовлен** методом выпаривания растворителя с использованием гидроксил-пропилметилцеллюлозы (НРМС) и ПЭГ. Приготовленную пленку оценивали по различным параметрам, и результаты оказались многообещающими, обеспечивающими безопасность, биоэквивалентность и эффективность лекарственной формы, которая может быть воспроизведена с помощью надежного производственного процесса. Профиль растворения препарата F4 был таким же, как у инновационного препарата. Из результатов, полученных в данном исследовании, можно сделать вывод, что индометацин, принимаемый в форме пленки для растворения во рту, будет полезен для пациентов, страдающих ревматоидным артритом, а также для пациентов без сознания, обеспечивая лучшую комплаентность пациентов и эффективный режим лечения в замаскированной форме.

БИБЛИОГРАФИЯ
ССЫЛКИ:
1. Суреш Б, Осборн JL. Быстрорастворимые пленки - новый подход к доставке лекарств. [Последнее посещение 2011 10 января].
2. Дублин Ч. Стратегии разработки рецептур для плохо растворимых лекарств. Drug Del Technol. 2006;6(6):34-38.
3. Challan R, Ahuja A, Ali J Khar RK. Циклодекстрин в доставке лекарств: обновленный обзор. AAPS Pharm Sci Tech. 2005;6(2):329-357.
4. Brewster ME, Loftsson T. Циклодекстрины как фармацевтические солюбилизаторы. Adv Drug Del Rev. 2007;59:645-666.
5. Szejtli J. Прошлое, настоящее и будущее исследований циклодекстринов. Pure Appl Chem. 2004;76(10):1825-1845.
6. Vyas A, Saraf S. Новые системы доставки лекарств на основе циклодекстрина. J Incl Phenom Macrocycl Chem. 2008;62:23-42.
7. http://www.drug bank.com.Redenti E, Szente L, Szejtli J. Mini-review drug/cyclodextrin/hydroxyl acid multicomponent systems, properties and pharmaceutical applications. J Pharm Sci. 2000;89(1):1-18.
8. Шаймаа М., Бадр-Эльдин, Тарек А. Ахмед, Хатем Р. Исмаил. Бинарные системы арипипразол - циклодекстрин для улучшения растворения: влияние техники приготовления, типа циклодекстрина и моляльности. Iran J Basic Med Sci 2013; 16(12):1223-1231.
9. Peter Christoper G.V etal.m Формула, оценка и исследования высвобождения in-vitro арипипразола в перорально дезинтегрирующих таблетках. Journal of Pharmacy Research 2012; 5(4): 21172121.
10. K. M. Kirschbaum, M. J. Muller, G. Zernig, A. Saria, A. Mobascher, J. Malevani, C. Hiemke, Clin. Chem., 51, 1718-1721 (**2005**).
11. Дж. Р.Д. Гупта, Р. Ирчхиая, Н. Гаруд, Приянка Трипатхи, Прашант Дубей, Дж. Р. Патель, IJPSDR., 1(1) 46-50 (**2009**)
12. Gu JM, Robinson JR, Leung SHS. Связывание ациклических полимеров с муцином/эпителиальными поверхностями: взаимосвязь структуры и свойств. CRC Crit Rev Ther Drug Carrier Systems. 1988; 21:21-67.
13. J.Meyer, S. J. Gerson. Сравнение нёбной и буккальной слизистой оболочки человека.Periodontics 2:284-91 (1964).
14. R. Б. Ганди, Дж. Р. Робинсон. Полость рта как место для биоадгезивной доставки лекарств. Adv Drug Deliv Rev 13:43-74 (1994).
15. А. Аллен, А. Белл, С. Маккуин. Слизь и защита слизистой оболочки. In: A. AllenG.Flemstrom, Garner, W. Silen, L. A. Turnberg (eds.), Mechanisms of mucosal protection in the upper gastrointestinal tract, Raven Press, New York, 1984, pp. 195-202.
16. Г. П. Эндрюс, Т. П. Лаверти, Д. С. Джонс. Мукоадгезивные полимерные платформы для контролируемой доставки лекарств. Eur J Pharm Biopharm 71:505-18 (2009).
17. C. M. Lehr. От липкого материала к сладким рецепторам - достижения, ограничения и новые подходы к тобиоадгезии. Eur J Drug MetabPharmacokinet 21:139-48 (1996).
18. J. Haas, C. M. Lehr. разработки в области биоадгезивных систем доставки лекарств. Expert OpinBiolTher 2:287-98 (2002)
19. А. Ф. Хейворд. Мембранно-покрывающие гранулы. Int Rev Cyt 59:97-127 (1979).
20. C. A. Squier, R. A. Eady, R. M. Hopps. Проницаемость эпидермиса, лишенного нормальных мембранно-покровных гранул: ультраструктурное исследование болезни Кайрла-Флегеля. J Invest Dermatol 70:361-64 (1978)
21. I. A. Siegel, S. H. Hall, R. Stambaugh. Проницаемость слизистой оболочки полости рта. In: C. A. Squier, J. Meyer (eds.), Current concepts of the histology of oral mucosa, Springfield, IL: Carles

Thomas; 1971, pp. 274-86.
22. Y. Oyama, H. Yamano, A. Ohkuma, K. Ogawara, K. Higaki, T. Kimura. Системы опосредованного переноса глюкозы в клетках слизистой оболочки ротовой полости человека. J Pharm Sci 88:830-34 (1999).
23. N. Utoguchi, Y. Watanabe, T. Suzuki, J. Maehara, Y. Matsumoto, M. Matsumoto. Опосредованный перенос монокарбоновых кислот в первичных культивированных эпителиальных клетках из слизистой оболочки полости рта кролика. Pharm Res 14:320-24 (1997)
24. N. Utoguchi, Y. Watanabe, Y. Takase, T. Suzuki, Matsumoto M. Carrier-mediated absorption of salicylic acid from hamster cheek pouch mucosa. J Pharm Sci 88:142-46 (1999).
25. D. Ф. Эверед, Дж. В. Вадгама. Поглощение аминокислот из буккальной полости человека. BiochemSoc Trans 9:132-33 (1981).
26. D. Ф. Эверед, К. Маллетт. Абсорбция тиамина через буккальную слизистую оболочку человека in vivo. Life Sci 32:1355-58 (1983).
27. J. P. Робинсон, X. Янг. Усилители абсорбции. In: J. Swarbrick, J. C. Boylan (eds.), Encyclopedia of pharmaceutical technology, Marcel Dekker Inc., New York, 2001, vol 18, pp.1-27.
28. F. Veuillez, Y. N. Kalia, Y. Jacques, J. Deshusses, P. Buri. Факторы и стратегии для улучшения буккальной абсорбции пептидов. Eur J Pharm Biopharm 51:93-109 (2001).
29. Г. Ф. Уолкер, Н. Лангот, А. Бернкоп-Шнурх. Активность пептидаз на поверхности буккальной слизистой оболочки свиньи. Int J Pharm 233:141-47 (2002).
30. S. D. Kashi, V. H. L. Lee. Гидролиз энкефалина в гомогенатах различных всасывающих слизистых оболочек кролика-альбиноса: сходство в скорости и участие аминопептидаз. Life Sci.38:2019-28 (1986). Ревати В. Быстрорастворимая система доставки лекарств. Pharma Times. 2007;39:22-3.
31. Tillement JP, Testa B, Bree F. Сравнение фармакологических характеристик рацемического цетиризина и левоцетиризина, двух антагонистов гистаминовых H1-рецепторов, у людей. BiochemPharmacol. 2003;66:1123-6.
32. Горак Ф., Цигльмайер П. У., Цигльмайер Р., Кавина А., Лемелл П. Левоцетиризин обладает более длительным действием на улучшение общего балла назальных симптомов, чем фексофенадин после однократного приема. Br J ClinPharmacol. 2005;60:24-3.
33. Mashru RC, Sutariya VB, Sankalia MG, Parikh PP. Разработка и оценка быстрорастворимой пленки сальбутамола сульфата. Drug Dev Ind Pharm. 2005;35:25-34.
34. Уддхав Багул, Кишор Гуджар, Нэнси Патель, СандживаниАфале, ШалакаДхат. Формула и оценка сублимированных быстроплавких таблеток левоцетиризина дигидрохлорида. Int J Pharm Sci. 2010;2:7^80.
35. Raghuraman S, Velrajan G, Ravi R, Jeyabalan B, Benito Johnson D, Sankar V. Дизайн и оценка буккальных пленок гидрохлорида пропранолола. Indian J Pharm Sci. 2002;64:32-6.
36. Nafee NA, Boraie MA, Ismail FA, Mortada LM. Дизайн и характеристика мукоадгезивных буккальных пластырей, содержащих цетилпиридиния хлорид. Acta Pharm. 2003;53:1992.
37. Kumar GV, Krishna RV, William GJ, Konde A. Формула и оценка буккальных пленок сальбутамола сульфата. Indian J Pharm Sci. 2005;67:160-4.
38. Mashru RC, Sutariya VB, Sankalia MG, Parikh PP. Разработка и оценка быстрорастворимой пленки сальбутамола сульфата. Drug Dev Ind Pharm. 2005;31:25-34.
39. Чилурцо Ф., Мингетти П., Комо А., Монтанари Л. Быстрорастворимая пленка из мальтодекстрина: Технико-экономическое обоснование. [Последнее обращение 10 января 2011 г.]. .
40. Гхош М.Н. Основы экспериментальной фармакологии. 2-е изд. Кулкутта: Scientific Book Agency; 1984. p. 155.
41. Pandit P, Singh A, Bafna AR, Kadam PV, Patil MJ. Оценка антиастматической активности корневищ CurculigoorchioidesGaertn. Indian J Pharm Sci. 2008;70:330-44.

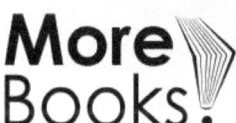

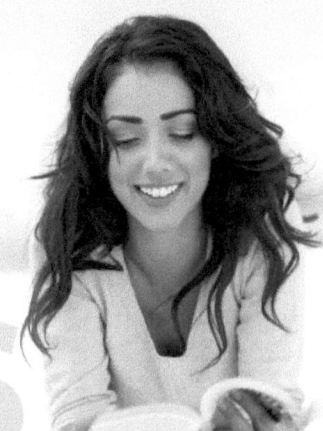

I want morebooks!

Buy your books fast and straightforward online - at one of world's fastest growing online book stores! Environmentally sound due to Print-on-Demand technologies.

Buy your books online at
www.morebooks.shop

Покупайте Ваши книги быстро и без посредников он-лайн – в одном из самых быстрорастущих книжных он-лайн магазинов! окружающей среде благодаря технологии Печати-на-Заказ.

Покупайте Ваши книги на
www.morebooks.shop

info@omniscriptum.com
www.omniscriptum.com

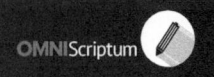

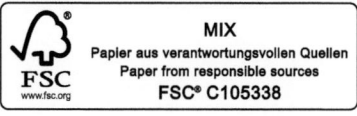

Printed by Books on Demand GmbH, Norderstedt / Germany